J. Jerosch, J. Heisel, A. B. Imhoff (Hrsg.) Fortbildung Orthopädie · Traumatologie – Die ASG-Kurse der DGOOC

Band 12: **Knie**

J. Jerosch J. Heisel A. B. Imhoff (Hrsg.)

Fortbildung
Orthopädie · Traumatologie
Die ASG-Kurse der DGOOC

Band 12: **Knie**

Mit 67 Abbildungen in 91 Einzeldarstellungen
und 32 Tabellen

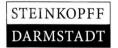

STEINKOPFF
DARMSTADT

Prof. Dr. med. Dr. h.c. mult. *Jörg Jerosch*
Johanna-Etienne-Krankenhaus
Klinik für Orthopädie und Orthopädische Chirurgie
Am Hasenberg 46, 41462 Neuss

Prof. Dr. med. Dr. h.c. mult. *Jürgen Heisel*
Fachkliniken Hohenurach
Orthopädische Abteilung
Immanuel-Kant-Straße 33, 72574 Bad Urach

Prof. Dr. med. *Andreas B. Imhoff*
Abteilung und Poliklinik für Sportorthopädie
TU München
Connollystraße 32, 80809 München

ISBN-10   3-7985-1587-5 Steinkopff Verlag Darmstadt
ISBN-13 978-3-7985-1587-1 Steinkopff Verlag Darmstadt

Bibliografische Information der Deutschen Nationalbibliothek
Die Deutsche Nationalbibliothek verzeichnet diese Publikation in der Deutschen Nationalbibliografie;
detaillierte bibliografische Daten sind im Internet über http://dnb.d-nb.de abrufbar.

Steinkopff Verlag Darmstadt
ein Unternehmen von Springer Science+Business Media

www.steinkopff.springer.de

© Steinkopff Verlag Darmstadt 2007
    Printed in Germany

Herstellung: Klemens Schwind
Umschlaggestaltung: Erich Kirchner, Heidelberg
Satz: K+V Fotosatz GmbH, Beerfelden

SPIN 11571773   105/7231-5 4 3 2 1 0 – Gedruckt auf säurefreiem Papier

Vorwort

Der 12. Band aus der Reihe „Fortbildung Orthopädie – Traumatologie" bildet den Abschluss dieser Reihe, in der in erster Linie Beiträge aus den ASG-Kursen der DGOOC veröffentlicht wurden.

In diesem Band haben wir aktuelle Beiträge zum Thema „Knie" zusammengestellt. Diese beschäftigen sich sowohl mit den konservativen, vor allem auch modernen medikamentösen Behandlungsstrategien von Gelenkknorpelschäden als auch mit operativen Verfahren wie gelenkerhaltenden und endoprothetisch ersetzenden Eingriffen. Besonders im Blickpunkt stehen hier die minimal-invasiven Zugangswege. Den Abschluss bildet ein Übersichtsbeitrag zum Stand der Rehabilitation bei Kniegelenkproblemen.

An dieser Stelle sei nicht nur den Autoren dieses Bandes sondern allen, die an dieser Reihe in den letzten Jahren mitgearbeitet haben, gedankt. Medizin ist eine empirische Wissenschaft. Nur die Erfahrung dieser Spezialisten und die dann gezielte Weitergabe ihres Wissens an nachfolgende Generationen bringt den Fortschritt.

Nicht zuletzt möchten wir an dieser Stelle Frau Dr. Gertrud Volkert danken, nicht nur für die jahrelange hervorragende und vor allem kompetente Betreuung, sondern auch für die Freundschaft und die stets „gute Laune", die sie nicht nur uns drei Herausgebern sondern stets auch der gesamten Gruppe der ASG's entgegengebracht hat. Ohne ihre Energie und Weitsicht wäre ein derartiges Projekt sicherlich nie gelungen.
Wir werden sicherlich zusammen mit Frau Dr. Gertrud Volkert und dem Steinkopff Verlag in Zukunft andere, der Entwicklung des Faches angepasste Konzepte erarbeiten und freuen uns auf die weitere Zusammenarbeit.

Im Herbst 2006

Die ASG-Kommission
Jörg Jerosch
Jürgen Heisel
Andreas B. Imhoff

Inhaltsverzeichnis

Zugangswege – MIS

Komplikationsträchtige Fälle

Rehabilitation

Autorenverzeichnis

Dr. med. J. Anders
Waldkrankenhaus – „Rudolf Elle" Eisenberg
Universität Jena
Klosterlausitzer Straße 81
07607 Eisenberg

Dr. med. J. Babisch
Waldkrankenhaus – „Rudolf Elle" Eisenberg
Universität Jena
Klosterlausitzer Straße 81
07607 Eisenberg

Dr. med. Holger Bäthis
Orthopädische Klinik
Universität Regensburg
Kaiser-Karl-V.-Allee 3
93077 Regensburg

Dr. med. Josef E. Brandenberg
OrthoZentrum
St. Anna Luzern
St. Annstrasse 32
6006 Luzern, Schweiz

Dr. med. Klaus Buckup
Orthopädische Klinik
Klinikum Dortmund gGmbH
Beurhausstraße 40
44137 Dortmund

Dr. med. Carlo De Simoni
OrthoZentrum
St. Anna Luzern
St. Annstrasse 32
6006 Luzern, Schweiz

Dr. med. Oliver Djahani
Abteilung für Orthopädie
und orthopädische Chirurgie
Allgemeines und orthopädisches
LKH Stolzalpe
8852 Stolzalpe, Österreich

Prof. Dr. med. Peer Eysel
Klinik und Poliklinik für Orthopädie
der Universität zu Köln
Joseph-Stelzmann-Straße 24
50931 Köln

Prof. Dr. med. Joachim Grifka
Orthopädische Klinik
Universität Regensburg
Kaiser-Karl-V.-Allee 3
93077 Regensburg

Prof. Dr. med. Dr. h.c. mult. Jürgen Heisel
Orthopädische Abteilung
der Fachkliniken Hohenurach
Immanuel-Kant-Straße 33
72574 Bad Urach

Univ.-Doz. Dr. med. Siegfried Hofmann
Abteilung für Orthopädie
und orthopädische Chirurgie
Allgemeines und orthopädisches
LKH Stolzalpe
8852 Stolzalpe, Österreich

Priv.-Doz. Dr. med. J. Höher
Praxis für Sporttraumatologie
und Unfallchirurgie am Klinikum Köln
Merheim
Osterheimer Straße 200
51109 Köln

Dr. med. A. Ilg
Orthopädische Klinik
Universitätsklinikum Düsseldorf
Moorenstraße 5
40225 Düsseldorf

Prof. Dr. med. Dr. h.c. mult. Jörg Jerosch
Klinik für Orthopädie und orthopädische
Chirurgie
Johanna-Etienne-Krankenhaus
Am Hasenberg 46
41462 Neuss

Dr. med. S. Kircher
Waldkrankenhaus – „Rudolf Elle" Eisenberg
Universität Jena
Klosterlausitzer Straße 81
07607 Eisenberg

Prof. Dr. med. D.P. König
Rheinische Klinik für Orthopädie Viersen
Horionstraße 2
41749 Viersen

Prof. Dr. med. F. Löer
Klinik und Poliklinik für Orthopädie
Evangelisches Krankenhaus Essen-Werden
Pattbergstraße 1–3
45239 Essen

Priv.-Doz. Dr. med. C. Lüring
Orthopädische Klinik
Universität Regensburg
Kaiser-Karl-V.-Allee 3
93077 Regensburg

Dr. med. Joern W.-P. Michael
Klinik und Poliklinik für Orthopädie
der Universität zu Köln
Joseph-Stelzmann-Straße 24
50931 Köln

Dr. med. Carsten Moser
Zentrum für molekulare Orthopädie
Königsallee 53–55
40212 Düsseldorf

Dr. med. R. Müller-Rath
Orthopädische Universitätsklinik
RWTH Aachen
Pauwelsstraße 30
52074 Aachen

Dr. med. R. Peinado-Meyer
Klinik für Ästhetische
und Plastische Chirurgie
Moser-Klinik Hamburg
Hoheluftchaussee 85
20253 Hamburg

Priv.-Doz. Dr. med L. Perlick
Orthopädische Klinik
Universität Regensburg
Kaiser-Karl-V.-Allee 3
93077 Regensburg

Prof. Dr. med. W. Pförringer
Orthopädie – Sportmedizin
Theatinerstraße 1
80333 München

Dr. med. Martin Pietsch
Abteilung für Orthopädie
und orthopädische Chirurgie
Allgemeines und orthopädisches
LKH Stolzalpe
8852 Stolzalpe, Österreich

Dr. med. G. Saxler
Klinik und Poliklinik für Orthopädie
Evangelisches Krankenhaus Essen-Werden
Pattbergstraße 1–3
45239 Essen

Dr. med. Axel Schulz
Klinik für Orthopädie und Orthopädische
Chirurgie
Johanna-Etienne-Krankenhaus
Am Hasenberg 46
41462 Neuss

Dr. med. Jochem Schunck
Abt. für Orthopädie und Orthopädische
Chirurgie
Johanna-Etienne-Krankenhaus
Am Hasenberg 46
41462 Neuss

Prof. Dr. med. Rudolf-Albrecht Venbrocks
Waldkrankenhaus – „Rudolf Elle" Eisenberg
Universität Jena
Klosterlausitzer Straße 81
07607 Eisenberg

Priv.-Doz. Dr. med. Marius von Knoch
Klinik und Poliklinik für Orthopädie
Evangelisches Krankenhaus Essen-Werden
Pattbergstraße 1–3
45239 Essen

Priv.-Doz. Dr. med. Peter Wehling
Zentrum für molekulare Orthopädie
Königsallee 53–55
40212 Düsseldorf

Dr. med. Anja Wurth
Allgemeine Chirurgie
SRO Spital Region Oberaargau
At. Urbanstraße 67
4901 Langenthal, Schweiz

Konservative Behandlungsstrategien

KAPITEL 1

Medikamentöse Therapie bei Gonarthrose

J. Heisel

Einleitende Vorbemerkungen

Die Arthrose ist die weltweit häufigste Gelenkerkrankung mit einer Prävalenz von etwa 80% bei den über 75-Jährigen; unter diesem Aspekt ist von einer „physiologischen Regression" im Alter auszugehen. Betroffen sind vor allem die axial belasteten Gelenke der unteren Extremität (Knie, Hüfte). Klinisch im Vordergrund steht der typische Anlaufschmerz; im Falle einer Fehl- bzw. Überlastung wird ein Aktivierungsprozess bei primär oft blander Gelenksituation eingeleitet mit dann funktionellen Einschränkungen, aufscheinenden schmerzhaften Reizerscheinungen sowie Beeinträchtigungen der gesamten Mobilität.

Begünstigende Faktoren für eine vorzeitige Entwicklung degenerativer Veränderungen des hyalinen Gelenkknorpels im Bereich des Knies sind biomechanisch relevante Achsfehler, ein erhebliches Übergewicht, Stoffwechselstörungen wie Gicht und Chondrokalzinose, aber auch persistierende Probleme der sehr verletzungsanfälligen ligamentären Führung, z.B. durch übersteigerte sportliche Aktivitäten.

Bei der Arthrose handelt es sich um einen progredienten Prozess. Grundsätzlich stehen *therapeutisch* am Anfang immer zunächst konservative Behandlungsstrategien, allem voran eine adäquate medikamentöse Einstellung. Diese zielt einerseits auf eine Schmerzreduktion ab, andererseits auf eine Herabsetzung der entzündlichen Aktivität (Antiphlogese). Darüber hinaus kommen in den letzten Jahren auch vermehrt Medikamente mit symptom- bzw. strukturmodifizierender Wirkung zum Einsatz.

Analgetika

Bestehen degenerative Aufbrauchserscheinungen mit lediglich belastungsabhängigen Beschwerdebildern ohne wesentliche entzündliche Begleitkomponente, so sind zentral wirkende Analgetika die Präparate der Wahl, wobei hier das klassische **Paracetamol** mit guter Effizienz und niedriger Nebenwirkungsquote seit Jahren weltweit bevorzugt wird. Als Alternative für die rein symptomatische Behandlung kommen **Metamizol**, **Tramadol**, **Tilidin** u.a.m. in Frage.

Antiphlogistika

Im Falle einer Aktivierung der Arthrose mit begleitender synovialer Reizreaktion sind die sog. **nicht-steroidalen Antirheumatika** (NSAD, NSAIDs) unverzichtbare Präparate. Sie zeigen eine starke Hemmung der Zyklooxygenase sowie eine schwache Hemmung der Lipoxygenase mit hierdurch bedingter Reduktion der Bildung des Entzündungsmediators Arachidonsäure. Die große Palette der konventionellen NSAR unterscheidet sich in der Schnelligkeit ihres Wirkungseintrittes, ihrer Halbwertszeit sowie der hierauf beruhenden Dosierung (Tabelle 1).

Die allseits bekannte Problematik der NSAR liegt in der Synthesereduktion von Gewebshor-

Tabelle 1. Konventionelle NSAR (Stoffgruppen)

Chemische Stoffgruppe	Halbwertzeit	Wirkungseintritt	Tageshöchstdosis (mg)
Acetylsalizylsäure	kurz	schnell	6000
Ibuprofen	kurz	schnell	2400
Ketoprofen	mittel	mittel	200
Diclofenac	mittel	mittel	200
Oxikam	lang	mittel	20

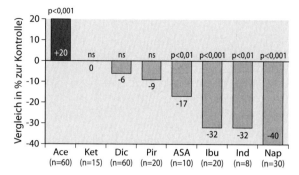

Abb. 1. Radiologische Verbeserung/Verminderung der Knorpeldicke im Bereich des Kniegelenkes bei Langzeittherapie mit unterschiedlichen NSAR (Informationsbroschüre Acematacin – Randutil forte®)

monen mit negativen Auswirkungen auf den Gastrointestinaltrakt (Ulkusleiden, Magenblutung) im Falle einer Langzeiteinnahme. Hake (2004) berichtete über 11 000 NSAR-assoziierte Krankenhauseinweisungen pro Jahr! Unter diesem Aspekt wird auch im Falle einer aktivierten Arthrose nur ein befristeter Einsatz empfohlen, wobei Substanzen mit kurzer Halbwertzeit bevorzugt werden sollten. Protonenpumpenhemmer zur Reduktion der Nebenwirkungen im Bereich des Magen-Darmtraktes sind zusätzlich zu applizieren.

Die Langzeittherapie mit NSAR bringt eine Verschlechterung der Knorpelstoffwechselsituation mit sich; lediglich beim Präparat Acemetacin wird diesbezüglich ein günstiger Einfluss behauptet (Verbesserung der Knorpeldicke im Bereich des Kniegelenkes im Vergleich mit anderen Wirkstoffen im Röntgenbild im Rahmen einer Studie belegt; Abb. 1).

■ **Coxibe (Cox-2-Hemmer)** beinhalten eine ähnlich gute symptomatisch-antiphlogistische Wirkung wie die konventionellen NSAR bei deutlich reduzierter Nebenwirkungsquote im Bereich des Gastrointestinaltraktes. Aufgrund der beschriebenen erhöhten kardialen Komplikationen ist jedoch bei älteren Patienten vor allem beim längerfristigen Einsatz Vorsicht geboten.

■ Die Effizienz lokal eingesetzter Präparate – sog. **Externa** – ist belegt. Die Wirkung der einzelnen antiphlogistischen Salben, Gele, Sprays u.a. beruht in den meisten Fällen auf einer lokalen Anreicherung der Wirksubstanz im gelenkumspannenden Gewebe vor allem über den Blutweg, kaum jedoch auf einer direkten lokalen Diffusion.

■ **Enzympräparate** (z.B. Bromelain u.a.) entfalten eine etwas schwächere antiphlogistische Wirkung, bringen allerdings keine bedeutsamen Nebenwirkungen mit sich. Unter diesem Aspekt sind sie als Komedikation gerade in der Langzeittherapie durchaus geeignet.

Glukokortikoide

Glukokortikoide hemmen die Genexpression von Interleukinen, Chemokinen sowie der Zyklooxygenase; über eine Blockade der Cox-2-Induktion kommt es zu einer Hemmung der Bildung des Entzündungsmediators Arachidonsäure; zusätzlich wirken die Präparate Membranstabilisierend.

Im Falle einer Arthrose kommt eine *intraartikuläre Applikation* nur bei gleichzeitig bestehendem proliferativen synovialen Gelenkbinnenreizzustand in Frage, nicht bei blander Klinik. Das kristallfreie *Dexamethason* (Lipotalon®) reduziert die lokal reizende Wirkung kristalliner Präparate (z.B. *Triamcinolon*; Tabelle 2). Eine Kombination mit *Homöopathika* (Tabelle 3) bzw. *Lokalanästhetika* (Tabelle 4) ist durchaus probat. In aller Regel sind vier bis sechs Injektionen pro Kalenderjahr denkbar, zwischen zwei

Tabelle 2. Einzelpräparate von Glukokortikoid-Kristallsuspensionen zur intraartikulären Applikation (Auswahl)

Wirkstoff	Handelsname (Beispiele)
■ Prednisolon	Prednihexal 10/25
	Prednisolon ratiopharm 25
	Predni H Injekt 10/25
■ Triamcinolon	Lederlon 5
	Triamhexal 10
	Volon A 10
■ Dexamethason	Dexa inject 2/4 mg
	Dexa-ratiopharm 4 mg
	Lipotalon (D-Palmitat) 4 mg

Tabelle 3. Homöopathika zur intraartikulären Applikation

Beispiele; Handelsnamen
■ NeyArthros
■ NeyChondrin
■ Traumeel-S
■ Zeel-P

Tabelle 4. Lokalanästhetika zur intraartikulären Applikation (Auswahl)

Wirkstoff	Handelsname (Beispiele)
■ Bupivacain 0,25%, 0,5%	Bucain, Carbostesin
■ Mepivacain 0,5%	Meaverin, Scandicain
■ Lidocain 0,5%	Lidoject sine
■ Prilocain 0,5%, 1,0%	Xylonest
■ Ropivacain 2 mg/ml	Naropin

Injektionen werden 7- bis 14-tägige Abstände empfohlen. Unter diesem Aspekt ist die bekannte Nebenwirkung einer Verschlechterung des Knorpelstoffwechsels minimiert.

Eine *systemische Glukokortikoidgabe* kommt nur im Falle entzündlicher Erkrankungen des rheumatischen Formenkreises in Frage; diese Präparate sind bei schmerzhaften Degenerosen nicht indiziert.

Glucosaminsulfat, Chondroitinsulfat

Bei diesen Präparaten handelt es sich um sog. SY-SADOA (**symptomatic slow acting drugs**) mit langsamem Wirkungseintritt im Zuge einer Verbesserung des Knorpelstoffwechsels; ihre Wirkung überdauert den Zeitraum der Applikation (sog. **DMOAD; disease modifying antiosteoarthrotic drugs**; Abb. 2). Sie führen über die Stimulation anaboler Prozesse zu einer dosisabhängigen Steigerung der Synthese sulfatierter Mukopolysaccharide in den Chondrozyten; gleichzeitig

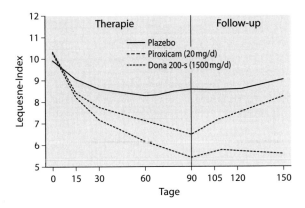

Abb. 2. Graphische Darstellung des Lequenes-Index bei oraler Langzeittherapie über 90 Tage mit Glucosamin (Dona 200-S®) vs. Piroxicam bzw. einem Placebo im Fall einer symptomatischen Kniearthrose; Gesamtbeobachtungszeit: 150 Tage (Rovati et al., 1997)

kommt es zu einer Hemmung kataboler Prozesse im Gelenk selbst (Hemmung der Bildung von Phospholipase A2 und der Kollagenase).

Die Wirksamkeit von **Glucosamin** (Dona 200-S®) ist zwischenzeitlich in aussagekräftigen Studien belegt (Reginster et al. 2001, Pavelka et al. 2002, Altmann 2004) mit beschriebenem protektiven Effekt auf die Progression einer Gelenkspaltverschmälerung sowie das subjektive Beschwerdebild. Zu beachten ist jedoch, dass diese „*Chondroprotektiva*" keine primäre analgetische Potenz entfalten. In aller Regel sind sie gut verträglich. Da die Wirksubstanz aus Krustentieren gewonnen wird, ist bei bekannter Fischallergie Vorsicht geboten. In der Praxis wird eine orale Applikation über 12–14 Wochen empfohlen.

Für die übrigen Chondroprotektiva **Ademetionin** (Gumbaral®), **Oxazeprol** (AHB 200®) sowie **Diacerein** liegt bisher keine ausreichende Studienlage vor (Förster 2000, Förster u. Heisel 2004).

Hyaluronsäurederivate

Hyaluronan ist das Natriumsalz der Hyaluronsäure, ein Polysaccharid aus der Gruppe der Glukosaminglykane. Sein Molekulargewicht liegt bei etwa 5 Mio.; 1 g Hyaluronan bindet etwa 3 Liter Wasser. Die Substanz penetriert in die Oberflächenschicht des Gelenkknorpels und bildet damit einen Schutz gegen mechanische Traumata und chemische Irritationen. Ein weiterer chemischer Effekt ist die Erhöhung der Proteoglykan-Synthese in den Chondrozyten; letzteres führt zu einer Verbesserung der viskoelastischen Eigenschaften der Synovia mit verbesserter Lubrifikation der Gelenkflächen. Außerdem kommt es zu einer Hemmung der Bildung knorpelabbauender und lysosomaler Enzyme (Entzündungsmediatoren) sowie der Chemotaxis (Abfangen von Sauerstoffradikalen) und damit der Knorpeldegeneration. Auch eine Abschirmung der Nozizeptoren wird beschrieben (Sensibilitätsminderung und damit Analgesie).

Auf dem Markt angeboten werden zwei Klassen von Hyaluronsäurederivaten: Solche mit niedrigem (0,5–1,2 Mio.) sowie mit hohem Molekulargewicht (> 6 Mio.). Da die gesunde Synovialflüssigkeit ein durchschnittliches Molekulargewicht von 4,5 Mio. aufweist (im Gegensatz zum arthrotisch veränderten Gelenk mit 2

Tabelle 5. Einzelpräparate auf Hyaluronsäurebasis (Auswahl)

Handelsname	Hersteller/Vertrieb	Ursprung	Molekulargewicht	Rp-pflichtig	Apoth.-pflichtig
GO ON	Opfermann	Bakt.	0,5–0,75 Mio.	+	+
HY-GAG	curasan	Bakt.	0,5–0,75 Mio.	+	+
HYA-Ject	Hexal	Bakt.	1,5–2,1 Mio.	+	–
Hyalart	Bayer	H.kamm	0,5–0,75 Mio	+	–
Orthovisc	Zimmer	H.kamm	> 1,0 Mio.	–	–
Ostenil	Chemedica	Bakt.	1,5–2,1 Mio.	+	+
Supartz	Smith & Nephew	H.kamm	0,5– 0,75 Mio.	+	+
Suplasyn	Merckle	Bakt.	0,5–0,75 Mio.	–	–
Synvisc	Wyeth	H.kamm	6,0–7,0 Mio.	–	–

Tabelle 6. Prospektive randomisierte kontrollierte Studien zur Effizienz einer intraartikulären Hyaluronsäure-Behandlung (Kniegelenk; Literaturüberblick)

Autoren	Jahr	Fallzahl Pat./Kontr.	Ergebnisse (Kniegelenk)
Puhl et al.	1993	95/100	positiv nach 14 Wochen: Lequesne-Index um 4,4 vs. 2,8 Punkte verbessert; VAS –27,6 vs. –17,8
Dougados et al.	1993	55/55	positiv nach 7 Wochen: VAS –35,5 vs. 25,8; positiv nach 1 Jahr: 77% vs. 54%
Dahlberg et al.	1994	28/24	nach einem Jahr: keine Unterschiede
Henderson et al.	1994	45/46	nach 5 Monaten: keine Unterschiede
Lohmander et al.	1996	96/93	nach 20 Wochen: keine Unterschiede
Listrat et al.	1997	19/17	positiv nach 1 Jahr: –16,8 vs. –5,2 Schmerzreduktion
Altman et al.	1998	62/56/63	positiv nach 26 Wochen: 47,6% vs. 33,1% vs. 38,9% (Naproxen) weitgehend schmerzfrei
Wobig et al.	1998	57/60	positiv nach 12 Wochen: 47% vs. 8% schmerzfrei; positiv nach 26 Wochen: 39% vs. 13% schmerzfrei
Jubb et al.	2003	408	multizentrisch, randomisiert, Placebokontrolliert, doppel-blind; 3 Zyklen mit jeweils 3 i.a.-Injektionen oder Kochsalzlösung; signifikante Erweiterung der Gelenkspalthöhe in der Prüfgruppe

Mio.), erscheinen stärker visköse Hyalane mit einem möglichst hohen Molekulargewicht probater (Tabelle 5). Die Konzentration beträgt etwa 10 mg/ml; die intraartikuläre Halbwertszeit liegt bei etwa 18–24 Stunden.

Hyaluronsäurepräparate sind adjuvante Arzneimittel bzw. Medizinprodukte (Ausnahme: Hyalart®). Unterschieden werden natürliche, aus Hahnenkamm-Extrakten industriell hergestellte Substanzen von fermentativ (durch Bakterien) produzierten Wirkstoffen mit jeweils unterschiedlicher Allergisierungsneigung. Als nicht seltene Nebenwirkung werden lokale Irritationen im Bereich der Nadeleinstichstelle mit Rötung, Schwellung, Hitzegefühl sowie ein leichtes Brennen beschrieben.

Die Effizienz einer Hyaluronsäure-Applikation im Sinne eines disease modifying-Effektes wurde in verschiedenen Studien (Tabelle 6) kontrovers diskutiert. Die Produkte sind teilweise rezept- bzw. apothekenpflichtig; die Behandlungskosten werden allerdings von den gesetzlichen Krankenkassen nicht übernommen. Es besteht kein analgetischer Soforteffekt.

Bezüglich des klinischen Einsatzes einer Viskosupplementation werden 3–5 Injektionen in einwöchigen Abständen empfohlen mit dann meist gegebener temporärer Beschwerdelinderung über 6–9 Monate. Eine gute Wirksamkeit wird vor allem bei moderaten Arthrosen (Frühstadium) ohne aktuellen synovialen Reizzustand, außerdem mit radiologisch noch gut erhaltenem Gelenkspalt beschrieben. Der Patient sollte jünger als 65 Jahre sein, bevorzugter Einsatz bei nicht ausreichender Effizienz oder Kontraindikation bezüglich der Applikation von NSAR. Eine Anwendung ist auch postoperativ bei persistierender Gelenkirritation im Gefolge einer arthroskopischen Gelenkrevision denkbar.

Orthokin

Beim Orthokin handelt es sich um einen Interleukin-1-Rezeptor-Antagonisten. Bezüglich der Effizienz ist vor allem eine Reduktion der entzündlich-rheumatischen Gelenkirritation beschrieben (Evans et al. 2000). Für eine Humanapplikation erfolgt eine In-vitro-Herstellung durch Stimulation körpereigener Blutzellen (Meijer et al. 2003). Zwischenzeitlich wir auch hier der Einsatz des Wirkstoffes bei schmerzhaften arthrotischen Gelenkirritationen propagiert. Allerdings ist die Studienlage über die Wirksamkeit dieser Maßnahme bisher nicht ausreichend gesichert (Heyll 2004).

Selen

Das Spurenelement Selen (Selenase) ist als Kofaktor der Glutathion-Peroxidase wirksam mit ausgeprägter antioxidativer Potenz; gleichzeitig wird ein stimulierender Effekt auf Lymphozyten (Immunmodulation) beschrieben. Selen ist am Arachidonsäure-Stoffwechsel beteiligt (Modulation der Synthese von Prostaglandinen und Leukotrienen; Müller et al. 1990, Peretz et al. 1991). Typischerweise ist es bei Patienten mit rheumatoider Arthritis, abhängig vom jeweiligen Krankheitswert, vermindert.

Im Rahmen einer prospektiven Studie konnte ein signifikanter Rückgang von Gelenkschmerzen nach vierwöchiger intraartikulärer Applikation (zweimal pro Woche 2 ml Natriumselenit) belegt werden (Al-Bazaz 1995).

Vitamin E

Vitamin E verfügt über eine antioxidative Wirkung, beschrieben wird ein antiphlogistischer und ein analgetischer Effekt, der vergleichbar sein soll mit denen der NSAR. Im Rahmen einer kontrollierten Studie konnte im Falle einer aktivierten Arthrose allerdings keine signifikante Beschwerdebesserung nachgewiesen werden (Brand et al. 2001).

Nahrungsergänzungsmittel

Letztendlich werden auch spezielle Nahrungsergänzungsmittel als Komedikation im Falle einer Arthrose empfohlen:

- Die **Eikosapentaensäure** (essentielle Fettsäure; EPA) hemmt die Zyklooxygenase; eine additive Wirkung beim Einsatz von Ibuprofen wird beschrieben (Stammer et al. 1989).
- **Flavonoide** hemmen die Prostaglandin-Zyklooxygenase (Wucher u. Strecker 2004).
- Die Effizienz eines Einsatzes von **Avocado-Sojaöl-Extrakt** (ASO) ist bisher wissenschaftlich nicht belegt (Grifka 2004).

Schlussfolgerungen

Es bleibt festzuhalten, dass die konservativen medikamentösen Behandlungsstrategien im Falle von Knorpelschäden des Kniegelenkes ganz überwiegend symptomatisch wirken. Krankheitsmodifizierende bzw. strukturmodifizierende Effekte der „Chondroprotektiva" sowie einer intraartikulären Viskosupplementation mit Hyaluronsäurederivaten sind beschrieben. Bisher liegen allerdings nur wenige Evidenz-basierte Studien vor. Dennoch sollte im Falle mäßiger und auch fortgeschrittener degenerativer Kniegelenksveränderungen die gesamte Palette der konservativen Behandlungsmöglichkeiten ausgeschöpft sein, bevor die Indikation zu einem gelenkersetzenden (oder gelenkversteifenden) Eingriff erwogen wird.

Literatur

Al-Bazaz S (1995) Schmerzlinderung bei Arthralgien verschiedener Genese durch intraartikuläre Selengaben. Orth Prax 31:710

Altman RD, Moskowitz R (1998) Intrarticular sodium hyaluronate (Hyalgan) in the treatment of patients with osteoarthritis of the knee: a randomised clinical trial. J Rheumatol 25:2203

Altman RD (2004) Measurement of structure (disease) modification in osteoarthritis. Osteoarthritis cart 12:69

Bach GL, Förster KK (2003) Medikamentöse Therapie der Arthrose: Nur symptomatische oder auch kausale Behandlung? Dt Z Sportmed 54:199

Bauer H, Marker-Hermann E (2003) Therapie mit nichtsteroidalen Antirheumatika (NSAR). Orthopäde 32:1088

Bernau A, Rompe G, Rudolph H, Werner HP (1988) Intraartikuläre Injektionen und Punktionen. Dt Ärzteblatt 85:A80

Bernau A, Heeg P, Rompe G, Rudolph H (1999) Intraartikuläre Injektionen und Punktionen. Dt Ärzteblatt 96:A1905

Bernau A, Heeg P (2003) Intraartikuläre Punktionen und Injektionen. Indikationen – Infektionsprävention – Technik – Komplikation. Orthopäde 32:548

Brand C, Snaddon J, Bailey M, Cicuttini F (2001) Vitamin E is ineffective for symptomatic relief of knee osteoarthritis: a six months double blind, randomised, placebo controlled study. Ann Rheum Dis 60:946

Brandt KD, Block JA, Michlaski JP, Moreland LW, Caldwell JR, Lavin PT (2001) Efficacy and safety of intraarticular sodium hyaluronate in knee osteoarthritis. Clin Orthop 385:130

Creamer P (1997) Intra-articular corticosteroid injections in osteoarthritis: do they work and if so, how? Ann Rheum Dis 56:634

Dahlberg L, Lohmander LS, Ryd L (1994) Intraarticular injections of hyaluronan in patients with cartilage abnormalities and knee pain. A one-year double-blind, placebo-controlled study. Arthritis Rheum 37:521

Dieppe P (1991) Are intra-articular steroid injections useful for the treatment of the osteoarthritic joint? Brit J Rheumatol 30:199

Dougados M, Ngouen M, Listrat V, Amor B (1993) High molecular weight sodium hyaluronate (hyalectin) in osteoarthritis of the knee: a 1 year placebo-controlled trial. Osteoarthritis Cart 1:97

Doyle DV, Lanham GJ (1984) Routine Drug Treatment of Osteoarthrotis. Clin Rheum Dis 10:277

Duchow J, Kohn D (2003) Die Behandlung der beginnenden Gonarthrose im mittleren Lebensalter. Orthopäde 32:920

Evans CH, Ghivizzani SC, Herndon JH, Wasco MC, Reinecke J, Wehling P, Robbins PD (2000) Clinical trials in the gene therapy of arthritis. Clin Orthop 379:300

Förster KK (2001) Medikamentöse Behandlung der Arthrose. Pharma-aktuell 17:42

Förster KK, Heisel J (2004) Medikamentöse Behandlungsstrategien und „Chondroprotektion" bei Knorpelschäden – Update 2004r. Orth Prax 40:550

Förster KK (2005) Perspektiven einer medikamentösen Therapie bei Knorpelschäden. Arthr Rheum 25:299

Frölich JC (1997) A classification of NSAIDs according to the relative inhibition of cyclooxygenase Isoenzymes. Trands Pharmacol Sci 18:30

George E (1998) Intra-articular hyaluronan treatment for osteoarthritis. Ann Rheum Dis 57:637

Grace H, LaValley M, McAllindon T, Felson DT (2003) Intra-articular hyaluronic acid in treatment of knee osteoarthritis. A meta-analysis. JAMA 290:3115

Grifka J, Müller-Ladner U (2004) Medikamentöse Therapie bei Arthrose. Aktueller Stand. Orthopäde 33:809

Haake M (2004) Der Stellenwert der medikamentösen Therapie des Knorpelschadens. MOT 124:39

Henderson EB, Smith EC, Pegley F, Blake DR (1994) Intra-articular injections of 750 kD hyaluronan in the treatment of osteoarthtitis: a randomised single centre double-blind placebo-controlled trial of 91 patients demonstrating lack of efficacy. Ann Rheum Dis 53:529

Heyll L (2004) Orthokin als neue Behandlungsoption bei orthopädischen Leiden. Versicherungsmed 56:30

Jubb RW, Piva S, Beinat L (2003) A one-year randomized, placebo (salione) cintrolled clinical trial of 500–730 kDa sosium hyaluronate (Haalgan®) on the radiological change in osteoarthritis of the knee: Int J Clin Pract 57:467

Kotz P, Kolarz G (1999) Intra-articular hyaluronic acid: duration of effect and results of repeated treatment cycles. Am J Orthop 28 (Suppl 11):5

Listrat V, Ayral X, Paternello F, Bonvarlet JP, Simonnet J, Amor B (1997) Arthroscopic evaluation of potential structure modifying activity of hyaluronan (Hyalgan) in osteoarthritis of the knee. Osteoarthritis Cart 5:153

Lohmander LS, Dalen N, Englund G, Hamalainen M, Jemsen EM, Karlsson K (1996) Intraarticular hyaluronan injections in the treatment of osteoarthritis of the knee: a randomised, double blind, placebo controlled multicentre trial. Hyaluronan Multicentre Trial Group. Ann Rheum Dis 55:424

Madry H, Kohn D (2004) Konservative Therapie der Kniegelenksarthrose. Unfallchirurg 107:689

Marshall KW (1998) Viscosupplementation for osteoarthritis: current status, unresolved issues and future directions. J Rheumatol 25:2056

Miehle W (1999) Rheumatoide Arthritis. Klinik – Diagnostik – Therapie, 2. Aufl. Thieme Stuttgart New York

Mucha C, Strecker A (2004) Welche Einflüsse von Ernährung und Nahrungsergänzungsmitteln auf die Arthrose können erwartet werden? Phys Ther 25:154

Müller U, Fink G, Dettmer N, Bayer W, Schmidt K (1990) Zur Wirkung einer adjuvanten Selensupplementierung bei Patienten mit chronischer Polyarthritis. VitaMinSpur 5:113

Noack W, Fischer M, Förster KK, Rovati LC, Setnikar I (1994) Glucosamine sulfate in osteoarthritis of the knee. Osteoarthritis Cart 2:51

Pavelka K, Gatterova J, Olejarova M, Machacek S, Giacovelli G, Rovati LC (2002) Glucosamine sulfate use and delay of progression of knee osteosrthritis: A 3-year, randomized, placebo-controlled, double-blind study. Arch Intern Med 162:2113

Peretz AM, Neve JD, Famaey JPJ (1991) Selenium in rheumatic diseases. Seminars in Arthritis and Rheumatism 20:305

Puhl W, Bernau A, Greiling H, Kobcke W, Pförringer W, Steck KJ (1993) Intraarticular sodium hyaluronate in osteoarthritis of the knee: a multicentre double-blind study. Osteoarthritis Cart 1:233

Puhl W (1997) Intra-articular hyaluronan treatment for osteoarthritis. Ann Rheum Dis 56:441

Raynauld J-P, Buckland-Wright C, Ward R (2003) Safety and efficacy of long term intraarticular steroid injections in osteoarthritis of the knee. A randomisesd, double-bilnd, placebo-controlled trial. Arthr Rheum 48:370

Reginster S-Y, Deroisy R, Rovati LC, Lee RL, Leejeune E, Bruyere O, Giacovelli G, Henrotin Y, Dacre JE, Gossett C (2001) Long term effects of glucosamine sulphate on osteoarthritis progression: a randomized placebo-controlled clinical trial. Lancet 357:251

Reginster JY (2004) Chondromodulation in 2003: dream or reality? Rev Med Suisse Romande 124:85

Reiter S (2005) Evidenz basierte Bewertung der symptomatischen Therapie mit Glucosamin. Z Rheumatol 64:456

Rovati LC (1997) The clinical profile of glucosamin sulfate as a selective symptom modifying drug in osteoarthritis. Current data and perspectives. Osteoarthr Cartilage 5(Suppl A):72

Rote Liste 2002 (2002) Arzneimittelverzeichnis für Deutschland. ECV, Aulendorf

Scherak O, Kolarz G, Schödl C, Blankenhorn G (1990) Hochdosierte Vitamin-E-Therapie bei Patienten mit aktivierter Arthrose. Z Rheumatol 49:369

Schmidt KL (1987) Aspekte der konservativen Arthrosetherapie im höheren Lebensalter. Therapiewoche 37:3654

Stammers TB, Sibbald B, Freeling P (1989) Fish oil in osteoarthritis. Lancet 2:503

Steinbrück K (1998) Knorpelschaden/Gonarthrose. Diagnostik und Therapie. Orthopäde 27:865

Steinmeyer J (2001) Medikamentöse Therapie der Arthrose. Orthopäde 30:856

Stöve J (2005) Konservative Behandlung der Arthrose. Orthopäde 34:613

Walker-Bone K, Javaid K, Arden N, Cooper C (2000) Medical management of eosteoarthritis. Br Med J 321:936

Wang CT, Lin J, Chang CJ, Lin YT, Hou SM (2004) Therapeutic effects of hyaluronic acid on osteoarthritis of the knee. A metaanalysis of randomized controlled trials. J Bone Jt Surg 86A:538

Wobig M, Dickhut A, Maier R, Vetter G (1998) Viscosupplementation with hylan G-F 20: a 26-week controlled trial of efficacy and safety in the osteoarthritic knee. Clin Ther 20:410

KAPITEL 2

Therapie der Gonarthrose mit Hyaluronsäure

A. Schulz, J. Jerosch

In den vergangenen Jahren hat sich neben der medikamentösen und physikalischen Therapie zunehmend auch der Einsatz von Hyaluronsäure im Rahmen der Gonarthrosetherapie etabliert. Nach anfänglicher Skepsis, die zurecht aufgrund der anfänglich dünnen Studienlage dieser Substanzklasse bestand, wurde die Hyaluronsäuretherapie zuletzt von nationalen und internationalen Fachgesellschaften in die Therapieempfehlungen der Gonarthrosebehandlung mit aufgenommen [1, 5, 10]. In den Leitlinien der DGOOC (2002) werden die Systemic Slow Acting Drugs in OsteoArthrosis (SYSADOA), zu denen die Hyaluronsäure neben den Glukosaminen, den Chrondroitinen, Diacerhin und weiteren Stoffen gehört zusammen mit der symptomatischen Therapie z.B. mit NSAR in der 1. Stufe der Therapie eingeordnet. Auch die Task-Force der European League against Rheumatism (EULAR) hat die Hyaluronsäuretherapie in das empfohlene Therapiemanagement mitaufgenommen. Betrachtet man mögliche Wirkmechanismen der Hyaluronsäuren, so fällt bei Betrachtung der Halbwertzeit der Hyaluronsäuren, die zwischen 17 und 672 Stunden liegt auf, dass allein aus der mechanischen Wirkung der Hyaluronsäure, sich keinesfalls eine Wirksamkeit über 6 Monate und darüber hinaus erklären lässt. Neben diesen gleitenden Eigenschaften der Hyaluronsäuren, die im Übrigen je nach Molekulargewicht unterschiedlich ausgeprägt sein dürfte, werden weitere länger anhaltende Effekte postuliert [7, 12, 14, 15]:

- Stimulation der Matrixsynthese des hyalinen Knorpels.
- Hemmung von Interleukinen und Prostaglandinen im Rahmen einer Entzündungsreaktion.
- Inhibierung von chondrokataboler Proteasen.
- Abschirmung von Nozizeptoren sowie in Abhängigkeit zum Produkt Reduktion nozizeptiver Afferenzen.

Ein möglicher Zusammenhang zwischen dem Molekulargewicht einzelner Hyaluronsäuren und einer gesteigerten oder verminderten Effektgröße wird in der Literatur kontrovers diskutiert: Wobig et al. (1999) zeigten bei 38 bzw. 32 Patienten eine überlegene klinische Wirksamkeit der hochmolekularen Hyaluronsäure gegenüber der niedrig molekularen Hyaluronsäure in den ersten 12 Wochen nach Injektion [17]. Kotevoglu et al. (2006) fanden hingegeben bei 21 bzw. 20 Patienten keinen Unterschied zwischen einer hoch-molekularen HA gegenüber der niedrigmolekularen HA nach 6 Monaten [9]. Eine Meta-Analyse von Lo et al. (2003) postulierte einen möglichen positiven Effekt eines höheren Molekulargewichtes auf die klinischen Effekte der Hyaluronsäuren, bei uneinheitlichen Studienaussagen [11].

Auch das Auftreten unerwünschter Ereignisse bzw. der Sicherheit einzelner HA-Produkte ist nicht mit dem Molekulargewicht zu korrelieren. Zuletzt bescheinigte ein Chochrane Review sowohl dem niedermolekularem Hyaluronsäuren (u.a. Hyalart, Bio-Hy, Orthovisc) und der aufgeführten hochmolekularem Hyaluronsäure (Hylan G-F 20) ein gutes Sicherheitsprofil [4].

Indikationen

Eine gute Indikation für die Therapie mit Hyaluronsäure ist eine vorliegende Gonarthrose I–III Grades in einem tibiofemoralen Gelenkkompartiment (Abb. 1). Hierbei ist der zu erwartende Therapieerfolg umgekehrt proportional zum Grad der Arthrose [12]. Über die zu erwartende Wirksamkeit bei bestehender femoro-patellaren Arthrose oder einer Pangonarthrose können aufgrund mangelnder Studienergebnisse keine sicheren Aussagen getroffen werden. Auch bei Gonarthrose IV. Grades kann eine Injektion von Hyaluronsäure sinnvoll sein, vor allem wenn der

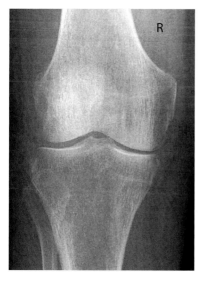

Abb. 1. Medial betonte Gonarthrose II° in einer p.a.-Aufnahme, rechtes Kniegelenk

Tabelle 1. Patientenzufriedenheit (besser und viel besser) [%] nach erfolgter Therapie mit Hylan G-F 20 (3 × 2 ml) in Abhängigkeit zur Lokalisation und Ausprägung der Gonarthrose [12]

Arthrose-stadium	Medial betont	Lateral betont	Patello-femoral
I	91	84	85
II	80	72	75
III	76	75	72
IV	58	53	44

radiologische Befund von den geringeren klinischen Beschwerdebild abweicht. Eine Übersicht zum Therapieerfolg im Hinblick Lokalisation der Gonarthrose stellten Lussier et al. (1996) in einer retrospektiven Studie vor. Hierbei zeigte sich, dass die Patientenzufriedenheit nach erfolgter HA-Therapie bei medial betonter Gonarthrose diskret über der Zufriedenheit lag, die bei patellofemoraler oder lateral betonter Gonarthrose beobachtet wurde (Tabelle 1) [12].

Injektion

Der intraartikulären Injektion von Hyaluronsäure sollte nach gestellter Indikation eine ausführliche Patientenaufklärung erfolgen. Hierbei können die kommerziell zu erwerbenden oder von HA-Herstellern kostenlos angeboten Aufklärungsbögen werden eine gute Hilfe darstellen.

In jedem Falle muss vor der Injektion ein schriftlich dokumentiertes Einverständnis des Patienten vorliegen. Neben dieser Aufklärung über die Injektion als solche muss der Patient weiterhin über das Verhalten nach der Injektion informiert werden:
- Schonung und Hochlagerung der behandelten Extremität, ggf. lokale Kryotherapie.
- Unterlassen größerer körperlicher Anstrengung in den ersten 12–24 h post Injektionem.
- Möglichkeit geringer Schmerzen und kleinerer Gelenkergüsse/Schwellung, die ggf. mit Paracetamol oder cinem NSAR therapiert werden können.

Weiterhin ist es sinnvoll den Patienten darüber zu informieren, das ein Therapieerfolg nicht unmittelbar nach der ersten Injektion einsetzt sondern häufig erst nach 2–5 Wochen beobachtet wird. Dieses beugt einer falschen Therapieerwartung und einer damit verbundenen passageren Unzufriedenheit der Patienten vor.

Die Injektion selbst sollte unter sterilen Kautelen erfolgen, eine sonographische oder gar radiologische Kontrolle ist hier in der Regel nicht notwendig. Zur Injektion sollte der Patient in bequemer Position auf der Behandlungsliege so liegen dass, je nach Injektionstechnik das betroffene Bein entweder in Beugung oder in Streckung stabil gelagert ist, ohne das Muskeln angespannt sind [14]. Für die Injektion selbst kommen u. a. folgende Zugänge in Frage:
- **Medialer Zugang:** Etwa in Höhe des Patellazentrums wird bei gestrecktem Kniegelenk und bei durch leichtem Druck medialisierter Patella die Injektionsnadel so geführt, dass die Nadel dorsal also auf der femoral zugewandten Seite die Gelenkkapsel penetriert. Die Aspiration eventueller Synovia sichert die intraartikuläre Platzierung der Nadel.
- **Superolateraler Zugang:** Hierbei wird die Injektionsnadel von lateral her im proximalen Patelladrittel oder knapp proximal der Patella bei durch medialem Druck lateralisierter Patella so platziert, dass sie dorsal der Patella die Gelenkkapsel penetriert.
- **Lateraler Zugang bei gebeugtem Kniegelenk:** Bei etwa 45 Grad gebeugtem Kniegelenk wird die Nadel in dem gedachten Dreieck zwischen lateralem Rand des lig. patellae und dem lateralem Gelenkspalt so positioniert, das sie in Richtung fossa intercondylaris vorgeschoben werden kann. Auch hier sichert die Aspiration eines eventuellen Gelenkergus-

ses die intraartikuläre Platzierung der Injektionsnadel.

■ Medialer Zugang bei gebeugtem Kniegelenk: Analog zu dem lateralen Zugang wird hier die Injektionsnadel in dem aus dem medialen Rand des lig. patellae und dem medialem Gelenkspalt gebildeten Dreieck in Richtung der fossa intercondylaris platziert bzw. vorgeschoben.

Betrachtet man einen eventuellen Zusammenhang eventuell auftretender unerwünschter Ereignisse (UE) nach der intraartikulären Injektion von Hyaluronsäure und dem gewählten Zugang, so fanden Lussier et al. bei einer Gesamtzahl von 1537 Injektionen und 2,7% UE's bei dem medialem Zugang und gebeugtem Kniegelenk unerwünschte Ereignisse in 5,2% der Injektionen, währenddessen die Rate der UE's bei dem medialen Zugang und dem lateralem Zugang am gebeugtem Knie mit 2,4 % bzw. 1,5% deutlich geringer waren [12].

Das Spektrum unerwünschter Ereignisse kann sich vom Schmerz nach der Injektion bis hin zu einem intraartikulären Erguss erstrecken. Ist der Post-Injektions-Schmerz in der Regel durch lokale Eisapplikation oder unter orale Gabe von Paracetamol/NSAR beherrschbar, so kann ein persistierender intraartikulärer Erguss größere Probleme bereiten: Zum einen kann die Spannung der Gelenkkapsel massive Schmerzen verursachen, zum Andern kann sich hinter einem vermeintlichen Reizerguss auch ein bakterieller Infekt verbergen, der der operativen Therapie bedarf. Zur differential-diagnostischen Abklärung eines Infektes hat es sich bewährt den Erguss zu punktieren und auf die enthaltene Zellzahl, eine fragliche bakterielle Besiedlung hin zu untersuchen. Ist die Zellzahl über die Norm hinaus erhöht, oder gehen Fieber oder gar eine Leukozytose mit erhöhtem CrP einher, so ist die Indikation zur operativen Therapie in Form einer arthroskopischen Lavage ggf. mit Synovektomie zu diskutieren. Prae-operativ sollte sonographisch das Vorhandensein einer Popliteazyste geklärt werden, da diese im Falle einer OP-Indikation operativ entfernt werden sollte um ein mögliches Keimreservoir eliminieren zu können [8].

Ergebnisse nach intraartikulärer Hyaluronsäuretherapie bei Gonarthrose

Der Therapieerfolg nach Hyaluronsäuretherapie bei bestehender Gonarthrose wurde zuletzt in mehreren Reviews/Meta-Analysen beurteilt. Dabei wiedersprachen sich die Autoren nicht nur im Hinblick auf die Beurteilung einzelner Produkte sondern auch in der Bewertung der gesamten Substanzklasse: Arrich et al. beurteilten die Wirksamkeit der Hyaluronsäuren im Rahmen der Gonarthrosetherapie als klinisch nicht sicher wirksam zudem mit einem Risiko für unerwünschte Nebenwirkungen behaftet [3]. Demgegenüber stehen die Kernaussagen anderer Reviewer die die Hyaluronsäureinjektion im Rahmen der Gonarthrosetherapie als wirksam und sicher einstufen [2, 6, 15]. Im Jahre 2005 veröffentlichte die Cochrane Collaboration einen umfassenden Review, der die Substanzklasse der Hyaluronsäuren im Rahmen der Gonarthrosebehandlung beurteilte [4]. In diesem Review wurden folgende Kernaussagen getroffen:

■ Die Hyaluronsäurebehandlung stellt eine wirksame und sichere Therapieoption im Rahmen der Gonarthrosetherapie dar. Hierbei ergeben sich durch die Therapie Verbesserungen der Schmerzen, der Gelenkfunktion und der Patientenzufriedenheit.

■ Die Klasse der Hyaluronsäuren ist dabei dem Placebo überlegen.

■ Die Wirksamkeit einer Hyaluronsäuretherapie ist mit einer NSAR-Dauertherapie zu vergleichen.

■ Nach anfänglicher Überlegenheit eines intraartikulär applizierten Kortikoids dauern die Effekte der Hyaluronsäuretherapie länger an.

Eine Übersicht über die Bewertung einzelner Produkte die in dem Cochrane-Review erstellt wurde gibt Tabelle 2.

Im klinischen Alltag haben wir die Erfahrung gemacht, dass die Therapie mit Hyaluronsäure besonders bei körperlich aktiven Patienten mit einer Gonarthrose I–II (III) Grades besonders gute Therapieerfolge aufweist, insbesondere dann, wenn nach Einsetzen der Schmerzreduktion und der verbesserten Gelenkbeweglichkeit intensive physiotherapeutische Therapie oder eigenständige Übungen durchgeführt werden, die die Muskulatur der unteren Extremitäten kräftigen und somit die Gelenkstabilität erhöhen können. Als praktikable Sportarten bei Gon-

Tabelle 2. Einschätzung der Wirksamkeit vs. Placebo, intraartikulärem Kortikoid und NSAR-Dauertherapie sowie der Sicherheit einzelner Produkte in einem Cochrane-Review (2005) [4]

Produkt	Anzahl eingeschlossener Studien	Wirksamkeit	Sicherheit	Vergleich Kortikoid	Vergleich NSAR
■ Go-On	0				
■ Hyalart	28	+	+	+	=
■ Synvisc	18	+	+	+	=
■ Orthovisc	7	+	+	+	
■ Ostenil	0				
■ Suplasyn	1	=	+		y
■ Durolane	0				
■ Bio Hy	1	x	+		

x: aufgrund methodischer Unklarheiten keine Aussage möglich, y: eingeschränkte Beurteilbarkeit bei nur einer eingeschlossenen Studie

arthrose haben sich Fahrradfahren und (Nordic) Walking sich bewährt.

Kostenerstattung

Die Kosten einer Hyaluronsäuretherapie werden von den gesetzlichen Krankenkassen i. d. R. nicht getragen, auch die Beihilfen haben seit dem letzten Jahr die Übernahme der Behandlungskosten mehr und mehr abgelehnt, sodass der Patient selbst die Kosten der I. G. E. L. Leistung zu tragen hat. Eine Ausnahme bildet das als Arzeneimittel zugelassene Hyalart, dessen Behandlungskosten bei gegebener Indikation von den gesetzlichen Krankenkassen übernommen werden können.

Zusammenfassung

Die Hyaluronsäuretherapie ist eine wirksame und sichere Option in der Gonarthrosebehandlung. Zahlreiche Studien konnten für verschiedene Produkte eine dem Placebo überlegene Wirksamkeit, bei einem guten Sicherheitsprofil belegen. Gerade bei Patienten, die ein erhöhtes gastrointestinales oder cardiales Risiko aufweisen und somit eine NSAR/Cox-2-Antagonisten-Therapie nicht möglich ist, bietet die Hyaluronsäuretherapie eine sinnvolle Alternative [2, 13]. Auch bei Patienten mit einem erhöhtem OP-Risiko kann die Behandlung mit Hyaluronsäure hilfreich sein, jedoch sollte hierbei die mit fortgeschrittener Gonarthrose sinkende Erfolgsaus-

sicht berücksichtigt werden. Setzt man je nach Produkt eine Wirksamkeit von 6–12 Monaten oder länger voraus, so stellt sich im Anschluss hieran die Frage nach der Wirksamkeit und Sicherheit weiterer Behandlungszyklen. Studien hierzu zeigen eine geringe Zunahme unerwünschter Ereignisse bei reproduzierbarer Wirksamkeit im 2. Behandlungszyklus, jedoch stehen hier größere prospektive Untersuchungen noch aus.

Literatur

1. ACR Recommendations for the medical management of osteoarthritis of the hip and knee (2000) Arth Rheum 43:1905–1915
2. Aggawal A, Sempowski IP (2005) Hyaluronic acid injections for knee osteoarthritis. Systematic review of the literature. Can Fam Physician 50:249–256
3. Arrich J, Piribauer F, Mad P, Schmid D, Klaushofer K, Mullner M (2005) Intra-articular hyaluronic acid for the treatment of osteoarthritis of the knee: systematic review and meta-analysis. CMAJ 172(8): 1039–1043
4. Bellamy N, Campbell J, Robinson V, Gee T, Bourne R, Wells G (2005) Viscosupplementation for the treatment of osteoarthritis of the knee. Cochrane Library 2005, Issue 2
5. EULAR Recommendations (2003) an evidence based approach to the management of knee osteoarthritis: Report of a task force of the standing committee for international clinical studies including therapeutical trails (ESCISIT)
6. Goldberg VM, Buckwater VA (2005) Hyaluronans in the treatment of osteoarthritis of the knee: evidence for disease-modifying activity. Osteoarthritis Cartilage 13:216–224

7. Gomis A, Pawlak M, Balazs EA, Schmidt RF, Belmonte C (2004) Effects of different molecular weight elastoviscous Hyaluronan solutioons on articular nociceptive afferents. Arthritis Rheumatism 50:314–326

8. Jerosch J (2004) Akuter Gelenkinfekt. Orthopäde 33:1309–1318

9. Kotevoglu N, Iyibozkurt PC, Hiz O, ToktasH, Kuran B (2006) A prospective randomised controlled clinical trial comparing the efficacy of different molecular weight hyaluronan solutions in the treatment of knee ostreoarthritis. Rheumatol Int 26:325–330

10. Leitlinien der DGOOC (2002) Dt Gesellschaft für Orthopädie und orthopädische Chirurgie. Dt Ärzte Verlag, Köln

11. Lo GH, LaValley M, McAlindon T, Felson DT (2003) Intra-articular hyaluronic acid in treatment of knee osteoarthritis: a meta-analysis. JAMA 290(23):3115–3121

12. Lussier A, Cividino A, Mc Farlane CA, Olszynski WP, Potashner WJ, DeMedics R (1996) Viscosupplementation with hyalan in the treatment of Osteoarthritis: Findings from clinical practice in Canada. J Rheumatol 23:1579–1585

13. Madry H, Kohn D (2004) Konservative Therapie der Kniegelenkarthrose. Unfallchir 107:689–700

14. Marshall KW (1997) The current status of hylan Therapy for tzhe treatment of Osteoarthritis. Today's Ther Trend 15(2):99–108

15. Simon LS (1999) Viscosupplemetation therapy with intraarticular hyaluronic acid; fact or fantasy? Rheum Dis Clin North Am 25:345–357

16. Snibbe JC, Gambardella RA (2005) Use of injections for osteoarthritis in joints and sports activity. Clin Sports Med 24(1):83–91

17. Wobig M, Bach G, Beks P, Dickhut A, Runzheimer J, Schwieger G, Vetter G, Balazs E (1999) The role of elastoviscosity in the efficasy of viscosupplementation for Osteoarthritis of the knee: A comparison of Hylan G-F 20 and a lower-molecular weight hyaluronan. Clin Ther 21(9):1549–1562

KAPITEL 3

Zytokinantagonisten in der Behandlung der Gonarthrose

C. Moser, A. Ilg, P. Wehling

Einleitung

In der Therapie der Gonarthrose mangelt es an Behandlungsmöglichkeiten, die den zugrunde liegenden Pathomechanismus adressieren. Primär werden symptomatische Therapieversuche angewandt, insbesondere in Phasen der akuten Entzündung und ausgeprägter Schmerzen. Darüber hinaus fehlt es bei vielen der eingesetzten Präparate an adäquater Dokumentation von Effektivität, Wirksamkeit und klinischer Relevanz.

Die Erforschung der Osteoarthritis (OA) des Knies liefert verschiedene Erklärungsansätze, die sich in ihrer Gewichtung und Bedeutung in Laufe der letzten Jahrzehnte verändert haben. Seit den 1970er Jahren konzentriert sich der wissenschaftliche Fokus jedoch zunehmend auf die biochemischen und molekularbiologischen Prozesse im arthritischen Gelenk. Betrachtet man allein die Anzahl der Publikationen über die biochemischen und immunologischen Prozesse bei der Entstehung der OA, wird ersichtlich, dass das Wissen über dieses Thema mit rasantem Tempo wächst und der rein mechanische Erklärungsansatz („wear and tear") in den Hintergrund tritt.

Obwohl die Osteoarthritis primär als nicht-entzündliche Gelenkerkrankung verstanden wird, zeigen Studien, dass entzündliche Prozesse in den Chondrozyten und der Synovialmembran als Reaktion auf mechanische Belastungen und Knorpelabriebprodukte an der Entstehung und am Fortschreiten der Erkrankung maßgeblich beteiligt sind. Der degenerative schmerzhafte Gelenkverschleiß ist praktisch immer mit Entzündungsprozessen gekoppelt und bereits in Frühstadien der OA nachweisbar [1, 2].

Bei den Interaktionen zwischen Chondrozyten und Synoviozyten spielen pro-inflammatorische Zytokine, wie Interleukin-1β (IL-1-β) und Tumornekrosefaktor alpha (TNF-α), eine zentrale Rolle. Stand der Wissenschaft ist, dass pro-inflammatorische Zytokine den Knorpelabbau bei der OA stimulieren und deren Blockade den Knorpel schützen kann.

Eine logische Konsequenz stellt daher der Ansatz dar, Zytokinantagonisten oder anabole Wachstumsfaktoren oder beides lokal von außen hinzuzuführen, um den Knorpelabbau aufzuhalten oder sogar umzukehren.

Zytokine

Zytokine sind eine heterogene Gruppe von Glykoproteinen, die eine wesentliche Rolle in der Vermittlung von Zell-Zell-Interaktionen spielen. Sie werden von unterschiedlichsten Zellpopulationen sezerniert. Sie wirken autokrin, parakrin oder endokrin und binden an spezifische Rezeptoren auf den Zielzellen. Üblicherweise üben Zytokine ihre biologischen Aktivitäten lokal aus. Die Gruppe der Zytokine umfasst zahlreiche Stoffe wie z. B. Lymphokine, Monokine, Chemokine, Wachstumsfaktoren, Interferone und Interleukine. Sie haben in der Regel eine kurze Halbwertzeit und ihre Produktion wird im Umfeld einer Entzündung kurzfristig stimuliert oder supprimiert. Zytokine bilden ein lokales Netzwerk überlappender, synergistischer, antagonistischer und inhibitorischer Aktivitäten.

Die Balance zwischen den verschiedenen Zytokinen scheint dafür Ausschlag gebend zu sein. Eine Veränderung dieses Gleichgewichtes wie bei der OA führt zur Sekretion von katabolen Enzymen, die das umliegende Gewebe zerstören (Abb. 1).

Zytokine spielen eine Schlüsselrolle in der Entstehung und Aufrechterhaltung degenerativer aber auch inflammatorischer Gelenkerkrankungen, wie der Osteoarthritis (OA) und rheumatoiden Arthritis (RA). Eine besondere Rolle wird dabei dem Interleukin-1 (IL-1) und dem

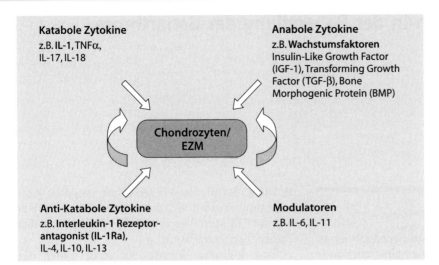

Abb. 1. Einfluss von Zytokinen und Wachstumsfaktoren bei der OA. (Modifiziert nach [3])
EZM = extrazelluläre Matrix, IL = Interleukin, TNF = Tumor-Nekrosefaktor

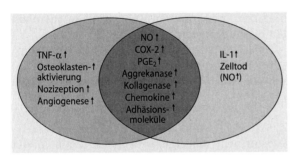

Abb. 2. Die pro-inflammatorischen Effekte von IL-1 und TNF-α ergänzen und überlappen sich. (Modifiziert nach [3])
IL-1 = Interleukin-1; TNF-α = Tumor-Nekrose-Faktor alpha; COX-2 = Cyclooxygenase Typ-2; PGE₂ = Prostaglandin E₂; NO = Stickoxid-Radikal

TNF-α zugeschrieben. Unter physiologischen Bedingungen herrscht im Gelenk ein Gleichgewicht zwischen anabolen und katabolen Stoffwechselprozessen [4]. Bei degenerativen Gelenkerkrankungen ist dieses Verhältnis zugunsten der destruktiven Vorgänge verschoben. Schon in Frühstadien der Arthrose wurden eine Synovialitis mit Infiltration aktivierter B-Zellen und T-Lymphozyten, sowie die Expression pro-inflammatorischer Zytokine wie IL-1β und TNF-α nachgewiesen [2]. Diese entzündlichen Begleitreaktionen werden durch direkte biomechanische Reize oder indirekt als Reaktion auf Knorpelabriebprodukte ausgelöst. Sie beschleunigen den Verlauf der Erkrankung [2, 5]. Gesteigerte IL-1- und TNF-α-Synthesen führen zu verstärkter Produktion knorpelschädigender Matrix-Metalloproteinasen (MMPs) wie Kollagenasen, Stromelysine (MMP3) und Aggrekanasen [6] sowie zu einem Anstieg von Prostaglandinen

(PGE2), Stickstoffmonoxid -Radikalen (NO) und weiteren katabolen Enzymen [7]. Zusätzlich zur gesteigerten Produktion von Proteinasen kommt es zu einem generellen Anstieg der synthetischen Aktivität im Gelenk und das Erscheinungsbild der extrazellulären Matrix (EZM) des Knorpels verändert sich. Nebenprodukte der Entzündungsprozesse wie NO, Cyclooxygenase-2 (Cox-2), Fibronektin (FN) und Phospholipase-A-2 werden von den Knorpelzellen bei der Destruktion produziert und stimulieren rückkoppelnd ebenfalls die Ausschüttung von IL-1 und TNF-α sowie weiterer kataboler Zytokine (Abb. 2).

Interleukin-1 (IL-1)

Im komplizierten Netzwerk aus Zytokinen, die an der fortschreitenden Gelenkzerstörung beteiligt sind, scheint das Interleukin-1 (IL-1) von besonderer Bedeutung zu sein [8–10]. IL-1 ist der stärkste bekannte Mediator des Knorpeluntergangs [11–14]. Bei der Osteoarthritis, so wird angenommen, sind die Chondrozyten die Hauptproduzenten der inflammatorischen Zytokine IL-1 und TNF-α und nicht, wie bei der RA, die Synoviozyten [15, 16].

Interleukin-1 und andere pro-inflammatorische Zytokine sind bei der OA zwar in der Synovialflüssigkeit nachweisbar, jedoch in geringeren Dosen als bei der rheumatoiden Arthritis [15, 16]. Zusätzlich wurde eine gesteigerte Aktivität der konvertierenden Enzyme ICE (Interleukin-1 beta converting enzyme/caspase 1) und

TNF-CE (Tumor nekrose faktor 1 converting enzyme) in Knorpelzellen nachgewiesen. Außerdem werden die Rezeptoren für IL-1 (IL-1-Rezeptor-Typ I und II und TNF (TNF-Rezeptor p75) im Knorpel verstärkt exprimiert [15].

Dadurch werden bei der OA vor allem die Chondrozyten für die katabolen Einflüsse des IL-1 sensibilisiert [17].

Wirkung von Interleukin-1

Die Wirkung von IL-1 umfasst einerseits die dosisabhängige, exponentielle Suppression der Synthese von Proteoglykanen und Typ-II-Kollagen der Chondrozyten als auch andererseits die gesteigerte Neusynthese von Matrix-Metalloproteinasen (MMPs) und Aggrekanasen sowie weiterer proteolytischer Enzyme (Abb. 2) [6, 9, 13, 18–23]. Außerdem geht der IL-1-induzierte Anstieg der PGE_2 im Sinne einer positiven Feedback-Regulation mit dem Anstieg der Cyclooxygenase (Cox)-2-Aktivität einher [22]. Durch die Beteiligung an der Nozizeption und an der Entzündung beeinflusst IL-1 entscheidend die Symptomatik der OA [24].

Aus diesen Gründen stellt das Interleukin-1 ein viel versprechendes molekulares Ziel in der Therapie der Osteoarthritis dar. Die Existenz des natürlich vorkommenden Gegenspielers, des Interleukin-1-Rezeptorantagonisten (IL-1Ra), bietet die Möglichkeit, die intraartikulären Effekte des IL-1 zu antagonisieren und zu kontrollieren [9, 25].

IL-1Ra – ein reiner Antagonist

Als natürlich vorkommender Antagonist innerhalb der Zytokinfamilie gilt der Interleukin-1-Rezeptorantagonist (IL-1-Ra) [9]. Bei der Osteoarthritis gilt als gesichert, dass ein Missverhältnis zwischen dem Agonisten und dem Antagonisten herrscht. Da IL-1Ra ebenfalls über die Bindung am Interleukin-1-Rezeptor wirkt, scheint die Rezeptorbesetzung eine entscheidende Rolle für den Verlauf der Pathogenese zu spielen. Es handelt sich um eine kompetitive Bindung, bei der ein Exzess von IL-1Ra vorhanden sein muss, um IL-1 in ausreichender Weise zu verdrängen und somit die biologischen Effekte von IL-1 zu antagonisieren.

IL-1Ra wird von fast allen Zellen exprimiert, die auch IL-1 bilden. IL-1Ra wird u. a. von alveolären Makrophagen [26, 27], Makrophagen-Linien [28], (synovialen) Monozyten [29, 30], neutrophilen [31] und polymorphonukleären Zellen [32], psoriatischen Hautzellen und Keratinozyten produziert [33–35]. Lymphoides Gewebe [36] ist ebenso Ort der Synthese von IL-1Ra wie Zellen der vaskulären, glatten Muskulatur (icIL-1Ra) [37], Schwann'schen-Zellen [38], oder beispielsweise Zellen der Cornea [39].

Sowohl Agonist als auch Antagonist binden am selben Rezeptor. IL-1Ra löst jedoch keine Signaltransduktion aus [40, 41]. Es gibt 2 bekannte Rezeptoren für Interleukin-1 und IL-1RA: IL-1R Typ I und IL-1R Typ II, wobei der Typ II keine bewiesene physiologische Funktion zu haben scheint. IL-1*RII* verfügt nur über eine kleine intrazelluläre Domäne und gilt als Rezeptorattrappe (decoy receptor). Von IL-1*RI* und IL-1*RII* sind auch lösliche Formen gefunden worden [42]. IL-1-Rezeptoren sind u. a. für T-Lymphozyten, T-Helferzellen, Chondrozyten und Synoviozyten nachgewiesen worden [9, 15, 43, 44]. Die meisten dieser Zellen besitzen sowohl IL-1R Typ I als auch IL-1R Typ II [45].

Biologische Therapieoptionen der Osteoarthritis

Verschiedene Zytokinantagonisten befinden sich in der Entwicklung oder sind bereits in klinischer Erprobung. Diese neue Klasse der sog. „Biologicals", die sich dadurch auszeichnet, dass es keine Medikamentenmoleküle im herkömmlichen pharmazeutischen Sinn, sondern Eiweißkörper mit höchster Spezifität sind, haben eine teilweise erstaunliche Wirksamkeit bei Patienten, die gegenüber klassischen Therapieansätzen refraktär sind. Die Gemeinsamkeiten der Biologicals liegen darin, an verschiedenen Schlüsselstellen gezielt in die Regulation der Homöostase der Knorpelmatrix einzugreifen und katabole Einflüsse spezifisch zu unterdrücken oder zu blockieren.

Lokale Therapie mit Zytokinantagonisten

Weil die OA meist nur in bestimmten gewichtstragenden Gelenken auftritt und häufig extraartikuläre Manifestationen fehlen, erscheint die lokale Therapie mit intraartikulären Injektionen sinnvoll. Da bei der Gelenkzerstörung ein relativer Interleukin-1-Überschuss im Verhältnis zum Rezeptorantagonisten (IL-1Ra) besteht, gehen die Bemühungen dahin, von außen den IL-1Ra zuzuführen und somit die Effekte des IL-1 zu neutralisieren. Dies ist der Ausgangspunkt für neuartige Therapieansätze.

Resultate aus Tierstudien liefern zusätzliche Hinweise für diesen Ansatz. Der Knorpelabbau wird durch intraartikuläre Injektion von IL-1 [46] induziert. Interleukin-1-Rezeptorantagonisten (IL-1-Ra) dagegen hemmen den Knorpelverlust [47]. IL-1Ra zeigte seine Wirksamkeit bei intraartikulärer Injektion in Kaninchenmodellen [48] der OA oder nach intra-artikulärem Gen-Transfer bei Hunden [49], Hasen [50, 51] oder Pferden [52]. Die Ergebnisse dieser Studien sind bemerkenswert konstant, obgleich die Untersuchenden verschiedene Chondrozyten, Knorpelgewebe und Tiere unterschiedlicher Arten und Herkunft benutzen [53].

Autologes Conditioniertes Serum (ACS)

Die Stimulation der endogenen/autologen Produktion von Zytokinantagonisten wie IL-1Ra ist eine biologische Alternative zur Verabreichung rekombinanter, biotechnologisch hergestellter, Proteine. Mit dem Autologen Conditionierten Serum (ACS, hergestellt mit dem Orthokin-Therapiesystem) steht nunmehr eine lokale Behandlungsmöglichkeit zur Verfügung, deren Wirkmechanismus zumindest zum Teil auf IL-1Ra beruht [54]. Während der Inkubation venösen Blutes in speziellen glaskugelgefüllten Spritzen produzieren dabei Leukozyten erhöhte Mengen von IL-1Ra und IL-4, -10, -13 und anderer anti-inflammatorischer Immunproteine und Wachstumsfaktoren [55–57]. In einer Injektionsserie von sechs bis acht Injektionen wird dem Patienten anschließend das ACS intra-artikulär reinjiziert.

Die therapeutische Wirksamkeit der Therapie mit ACS [55] bei geringer Nebenwirkungsrate wurde nun in einer prospektiven, randomisierten, placebo- und verum-kontrollierten Doppelblind-Studie in Düsseldorf untersucht und nachgewiesen [58]. Insgesamt 399 Patienten wurden mit radiologisch verifizierter, chronischer Gonarthrose über 6 Monate untersucht. Ziel der Studie war die vergleichende Beurteilung der Effektivität und Sicherheit intraartiku-

lärer Injektionsbehandlungen mit 1. Autologem Conditionierten Serum (ACS), 2. Hyaluronsäure (HA) und 3. Placebo (NaCl) bei Gonarthrose.

In allen drei Gruppen kam es, verglichen mit den Ausgangswerten, zu signifikanten Verbesserungen. ACS-Patienten zeigten in Woche 7, 13 und 26 statistisch signifikant die größte Reduktion in allen erhobenen Scores für Gelenkschmerz und Steifigkeit, die größte Verbesserung von Funktion und Lebensqualität, sowie die höchste Zufriedenheit, verglichen mit HA und Placebo (p < 0,001).

ACS führte zu einer nahezu doppelt so starken Absenkung der Schmerzscores wie HA oder Placebo. Bei rund 71% der Patienten reduzierten sich die Schmerzen um mindestens die Hälfte nach intra-artikulärer Injektionstherapie. Unerwünschte Ereignisse (UE) traten in der ACS Gruppe und in der Placebogruppe sehr selten und gleich häufig auf (p > 0,05).

Im November 2005 wurde von Frisbie et al. [59] die erste kontrollierte, klinische Studie zum Einsatz von ACS in der Behandlung von Arthrose von Pferden (mittleres Karpalgelenk) publiziert. Bei diesen Pferden wurde operativ eine Arthrose im Gelenk geschaffen und anschließend sind die Pferde mit entweder 4 Injektionen ACS oder Placebo behandelt worden. Nach 10 Wochen sind die Gelenke histologisch untersucht worden. Die mit ACS behandelten Pferde zeigte dabei signifikant bessere Werte bei den Lahmheit-Scores und eine signifikante Reduktion der Hyperplasie der Synovialmembran (p < 0,05). Trends (p < 0,10) für bessere Werte waren außerdem in der Beurteilung der Immunohistochemie zu erkennen. Im Verlauf der Studie traten keine unerwünschten Wirkungen auf.

Weitere klinische Studien werden bereits durchgeführt, um Langzeitwirkungen und strukturmodifizierende Eigenschaften zu untersuchen.

Rekombinanter Interleukin-1-Rezeptorantagonist (IL-1Ra)

In seiner rekombinanten Form ist IL-1Ra als Kineret im systemischen Behandlungsregime der rheumatoiden Arthritis (RA) zugelassen und bereits integriert und apothekenpflichtig erhältlich. In einer kürzlich veröffentlichten Studie über die Sicherheit von rekombinanten IL-1Ra injizierten Chevalier et al. [60] Anakinra in symptomatische, osteoarthritische Kniegelenke. Ein Patient erhielt eine Injektion mit 50 µg Anakinra und 13 andere erhielten 150 mg. Schwerwiegende UE traten nicht auf und die Patienten, die die 150 mg Dosis erhielten, berichteten über eine Verbesserung in den Schmerz und Befindlichkeits-Scores. Die Wirksamkeit wurde durch den VAS-Score und den WOMAC-Index bewertet. Am Tag 4 gab es bereits eine 50–60%ige Verbesserung der klinischen Scores und noch nach 3 Monaten lagen die Verbesserungen bei rund 40%. Diese Studienergebnisse lassen sich jedoch schlecht klinisch einordnen, da nur eine sehr geringe Anzahl von Patienten behandelt wurde und eine Kontrollgruppe fehlte.

Ein großes Problem in der Behandlung einer chronischen Erkrankung wie der OA ist, dass rekombinante Stoffe, wegen der fehlenden Glykosilierung, nur eine kurze Halbwertszeit haben und schnell aus dem Gelenk eliminiert werden. Bei der regelmäßigen i.a.-Injektion sollte daher bedacht werden, dass auch das Risiko einer Gelenkinfektion steigt.

Weitere anti-katabole Zytokine

Es gibt eine Reihe von Zytokinen, welche die katabolen oder anti-anabolen Effekte der pro-inflammatorischen Zytokine antagonisieren. Interleukin-4 (IL-4), Interleukin-10 (IL-10), und Interleukin-13 (IL-13) inhibieren knorpelabbauende Proteinasen und manche Effekte der katabolen Zytokine. Sie supprimieren synergistisch die Knorpelzerstörung in vivo. Zusätzlich zu ihren direkten Effekten als Antagonisten vermindern IL-4, IL-10 und IL-13 die Produktion vieler kataboler und pro-inflammatorischer Zytokine, die von arthritischen Synovialzellen oder Chondrozyten gebildet werden [61]. Interleukin-4, Interleukin-10 und Interleukin-13 steigern zudem die IL-1Ra-Produktion und entfalten so ihre knorpelschützende Wirkung [62].

Anabole Zytokine – Wachstumsfaktoren

Als Reaktion auf eine Gewebsverletzung synthetisieren Chondrozyten künstlich Makromoleküle, um beschädigtes Gewebe zu reparieren. Wenngleich es noch Vieles zu entdecken gibt, so kennt man bereits heute manche Faktoren, wie der insulin-like growth factor-1 (IGF-1; Somatomedin C) oder der transforming growth factor beta (TGFβ), die unter bestimmten Umständen die Synthese der Knorpelmatrix anregen. Eine Reihe von gut charakterisierten Proteinen besitzen die relevanten Eigenschaften und sind als *rekombinante* Proteine erhältlich. Durch die Injektion in betroffene Gelenke versucht man nun diese Proteine bei der Behandlung der OA einzusetzen. Dies gestaltet sich jedoch gemeinhin als schwierig.

Transforming-growth factor beta (TGF-β1) beispielsweise ist als einer der stärksten anabolen Faktoren für Chondrozyten beschrieben. Wenn die rekombinante Form jedoch in ein Gelenk appliziert wird, führt dies zur Bildung von Osteophyten, Fibrose und dem fokalen Verlust des Gelenkknorpels [63].

Bei der OA reagiert der OA-Knorpel auch nicht auf die Zugabe von insulin-like growth factor-1 (IGF-1). Dies ist ein Ergebnis auf die Überexpression von IGF-1-bindenden Proteinen und die Desensibilisierung des IGF-1-Rezeptors durch Stickstoffmonoxidradikale (NO) bei der Osteoarthritis [64, 65].

Einen weiteren potentiellen therapeutischen Ansatzpunkt stellt also die gezielte Förderung und Aktivierung der anabolen Prozesse auf Knorpelebene dar. Möglicherweise können die anabolen Effekte dieser Wachstumsfaktoren therapeutisch genutzt werden.

Auf der Suche nach einem möglichen Ansatzpunkt stellen daher auch die bone morphogenic proteins (BMP) eine interessante Option dar.

Wegen ihrer hohen Kosten und in Ermangelung einer passenden Applikation sind die Wachstumsfaktoren noch nicht genau klinisch untersucht.

Proteasen

Einen weiteren Angriffspunkt für therapeutische Intervention könnte die post-translationale Prozessierung verschiedener matrixdegradierender Proteasen darstellen.

Es ist bekannt, dass unter anderem die Aggrekanasen zunächst als inaktive Vorstufen synthetisiert werden und erst durch die Abspaltung bestimmter Proteindomänen in ihrer proteolytisch aktiven Form überführt werden. Eine Inhibition dieser Aktivierung könnte einen protektiven Effekt für die Matrixproteoglykane darstellen [66].

Nicht zuletzt unterliegt auch die proteolytische Aktivität bereits synthetisierter und sezernierte Aggrekanasen verschiedenen regulierenden Einflüssen. Mit TIMP-3 und dem α2-Makroglobin konnten bereits endogene Inhibitoren identifiziert werden, die eine hemmende Wirkung auf die Aktivität der Aggrekanasen zeigten [67, 68]. Durch den Einsatz synthetischer Inhibitoren könnte auch an dieser Stelle in Zukunft ein pharmako-therapeutischer Ansatz zur Verfügung stehen.

Auch wenn die Erfahrungen mit rekombinanten Stoffen zeigen, dass die klinische Verbesserung die Halbwertzeiten der einzelnen Präparate zum Teil deutlich übersteigen, braucht man Strategien, diese Substanzen langfristig in einem Gelenk zur Verfügung zu stellen. Der Gentransfer kann diesen Zweck erfüllen.

Gentherapie der OA

Wie zuerst von Bandara et al. [69, 70] erkannt, kann der Gentransfer die Probleme der langfristigen Bereitstellung therapeutischer Agenzien in Gelenken lösen. Die lokale und im Idealfall regulierte Sekretion von Zytokinantagonisten und Wachstumsfaktoren durch transduzierte Zellen könnte auf diese Weise die Knorpelregeneration günstig beeinflussen (Abb. 3).

Besonders die genetische Modifikation der Synovia oder der Transfer von Wachstumsfaktorgenen in Chondrozyten stellen Lösungsansätze dar, wobei schon mehr Fortschritte in der Gentherapie der Synovia zu verzeichnen sind als in der Therapie des Knorpels [71, 72]. In diesem Zusammenhang werden besonders die Gene der Zytokine, wie IL-1Ra, BMP-2 und IGF-1, näher untersucht [73, 74].

Kürzlich veröffentlichte Grundlagenstudien rechtfertigen dieses Konzept und führten zum Beginn einer Reihe von klinischen Studien über den Einsatz der Gentherapie bei RA.

Die Gentherapie als lokale Therapieform lässt sich ebenfalls bei der OA durchführen, denn meist sind nur wenige Gelenke betroffen und extraartikuläre Manifestationen fehlen häufig. Die Gentherapie wirkt auf zwei Arten auf den Knorpel ein: 1. Sie verbessert die Reparationsvorgänge des Knorpels direkt und 2. indirekt, indem sie die Fähigkeit der Chondrozyten zur Reparatur genetisch modifiziert [71].

Die Gentherapie der rheumatoiden Arthritis (RA) ist kürzlich in zwei Übersichtsarbeiten untersucht worden [71, 72]. Zum Zwecke der Gentherapie wird ein Vektor, der das entsprechende Gen trägt, in das betroffene Gelenk injiziert. Der Vektor transferiert seine genetische Ladung in die Zellen des Gelenkes, welche dann die geeigneten Transgene exprimieren. Die Synovia wird zum Hauptort der intraartikulären Transgenexpression, einerseits wegen ihrer großen Oberfläche und dem unbeschränkten Zugang zum Gelenkraum und andererseits weil Knorpelzellen von dichter extrazellulärer Matrix geschützt sind und damit nur schwer zugänglich sind. Dies ergibt die Möglichkeit, dass die transferierten Gene innerhalb des Gelenkes langfristig exprimiert werden, vielleicht sogar

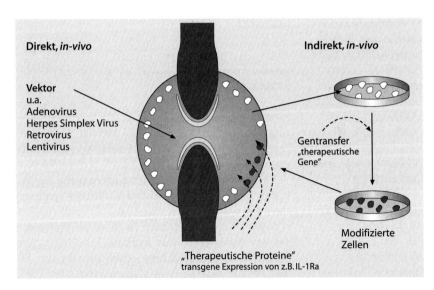

Abb. 3. Prinzipien des Gentransfers in Gelenke

ein Leben lang. In diesem Fall würde die Gentherapie nur sehr selten, vielleicht sogar nur einmal durchgeführt werden müssen. Es gibt eine Vielzahl von viralen und nicht-viralen Vektoren, um Gene in menschliche Gelenke durch Exvivo- oder In-vivo-Verfahren zu transferieren [75]. Jedoch haben diese transplantierten Zellen oft nur ein flüchtigen Effekt und können absterben, bevor eine transgene Expression auftritt [71].

Vier Publikationen beschreiben präklinische Ergebnisse in Bezug auf den Nutzen der Gentherapie in der Behandlung von Tiermodellen der Osteoarthritis (OA). Alle benutzen cDNA, die IL-1Ra als Transgen codierten. Eine der Arbeiten benutze zusätzlich IL-10 [50]. Zwei Studien benutzten den Ex-vivo-Gentransfer [49, 50], bei dem autologe synoviale Fibroblasten in Zellkultur gebracht werden, mit einen Retrovirus genetisch modifiziert werden und anschließend intraartikulär injiziert werden. Die andern beiden Studien benutzen den In-vivo-Gentransfer, bei dem Vektoren direkt in die betroffen Gelenke injiziert werden [51, 52].

Obwohl verschiedene Modelle und Tierversuche benutzt werden, berichten alle Studien unabhängig voneinander von einem verlängerten anti-arthritischen Effekt nach IL-1Ra-Gentransfer. Zusätzlich wurde die Integrität des Gelenkknorpels bemerkenswert geschützt, einer Beobachtung, die die Wichtigkeit von IL-1Ra bei der Knorpeldegradation unterstreicht. Bei einem Modell der OA bei Pferden von Frisbie et al. [52] reduzierte der IL-1Ra-Gentransfer außerdem die Lahmheit der Tiere und zeigt damit eine klinische Verbesserung an.

Aber, wie schon erwähnt, ist es schwierig Tiermodelle auf dem Menschen zu übertragen und so sollten auch die Ergebnisse dieser Studien nicht eins zu eins auf Menschen übertragen werden.

Weiterführende Studien mit dem Einsatz von Gentherapie bei humaner OA werden folgen müssen. Das Protokoll für eine erste Phase 1 Studie beim Menschen wird derzeit vorbereitet. Zusätzlich müssen eine Reihe von Begleitumständen vor dem klinischen Einsatz bei Menschen geklärt werden. Dieses beinhaltet die langfristige transgene Expression, die Spezifikation der Ziele und vor allem die Sicherheit.

Zusammenfassung

Bei der Osteoarthritis ist die Balance zwischen synthetisierenden und destruierenden Aktivitäten gestört und führt zu einem Verlust der Knorpelmasse und Veränderungen in Zusammensetzung und Integrität des Gelenkknorpels. Die Gemeinsamkeit möglicher Therapiestrategien liegt darin, dass sie auf der Idee basieren, an verschiedenen Schlüsselstellen in der Regulation der Homöostase des Gelenkes katabole Einflüsse zu unterdrücken oder zu blockieren.

Die überragende Rolle der Zytokine bei der Regulation der Chondrozytenaktivität unter physiologischen und pathologischen Bedingungen ist allgemein anerkannt. Die Studien sind bemerkenswert konstant und beschreiben IL-1 und TNF-α als pro- inflammatorische Zytokine, die erheblich zur Dysregulation der Chondrozytenfunktion beitragen und zu einem beschleunigten Knorpelabbau und Verlust von extrazellulärer Matrix und Verlust von Gelenkfunktion führen.

Ziel einer neuen Generation von OA-Therapeutika sollte die langfristige, krankheits- und knorpelmodifizierende Therapie des degenerierten hyalinen Knorpels sein. Auch, wenn bereits viel molekularbiologische Forschung diesbezüglich betrieben wurde, ist es immer noch unklar, ob der Schutz oder das Wiederherstellen des Gelenkknorpels alleine den Verlauf der Erkrankung beeinflusst. Immer mehr wird klar, dass die OA eine Erkrankung des gesamten Gelenkes ist, die zusätzlich zum Gelenkknorpel den subchondralen Knochen, die Synovia, Bänder, Kapsel, Menisken und die umgebende Muskulatur und wahrscheinlich auch das sensorische Nervensystem betrifft.

Einen weiteren potentiellen therapeutischen Ansatzpunkt stellt die Förderung und Aktivierung anaboler Prozesse im Knorpel dar.

Literatur

1. Myers SL, Brandt KD, Ehlich JW, Braunstein EM, Shelbourne KD, Heck DA et al (1990) Synovial inflammation in patients with early osteoarthritis of the knee. J Rheumatol 17(12):1662–1669
2. Smith MD, Triantafillou S, Parker A, Youssef PP, Coleman M (1997) Synovial membrane inflammation and cytokine production in patients with early osteoarthritis. J Rheumatol 24(2):365–371

3. Moser C (2005) Die Rolle der Zytokine bei Knorpeldefekten und in der Knorpeltherapie. Arthroskopie 18:181–185

4. Poole AR, Kojima T, Yasuda T, Mwale F, Kobayashi M, Laverty S (2001) Composition and structure of articular cartilage: a template for tissue repair. Clin Orthop Relat Res (391 Suppl):26–33

5. Millward-Sadler SJ, Wright MO, Davies LW, Nuki G, Salter DM (2000) Mechanotransduction via integrins and interleukin-4 results in altered aggrecan and matrix metalloproteinase 3 gene expression in normal, but not osteoarthritic, human articular chondrocytes. Arthritis Rheum 43(9):2091–2099

6. Tetlow LC, Adlam DJ, Woolley DE (2001) Matrix metalloproteinase and proinflammatory cytokine production by chondrocytes of human osteoarthritic cartilage: associations with degenerative changes. Arthritis Rheum 44(3):585–594

7. Goldring MB (2000) Osteoarthritis and cartilage: the role of cytokines. Curr Rheumatol Rep 2(6):459–465

8. Polisson R (2001) Innovative therapies in osteoarthritis. Curr Rheumatol Rep 3(6):489–495

9. Arend WP, Malyak M, Guthridge CJ, Gabay C (1998) Interleukin-1 receptor antagonist: role in biology. Annu Rev Immunol 16:27–55

10. Dinarello CA (2000) The role of the interleukin-1-receptor antagonist in blocking inflammation mediated by interleukin-1. N Engl J Med 343(10):732–734

11. Pettipher ER, Higgs GA, Henderson B (1986) Interleukin 1 induces leukocyte infiltration and cartilage proteoglycan degradation in the synovial joint. Proc Natl Acad Sci USA 83(22):8749–8753

12. Aydelotte MB, Raiss RX, Caterson B, Kuettner KE (1992) Influence of interleukin-1 on the morphology and proteoglycan metabolism of cultured bovine articular chondrocytes. Connect Tissue Res 28(1–2):143–159

13. Pelletier JP, Martel-Pelletier J (1989) Evidence for the involvement of interleukin 1 in human osteoarthritic cartilage degradation: protective effect of NSAID. J Rheumatol Suppl 18:19–27

14. Towle CA, Hung HH, Bonassar LJ, Treadwell BV, Mangham DC (1997) Detection of interleukin-1 in the cartilage of patients with osteoarthritis: a possible autocrine/paracrine role in pathogenesis. Osteoarthritis Cartilage 5(5):293–300

15. Silvestri T, Pulsatelli L, Dolzani P, Frizziero L, Facchini A, Meliconi R (2005) In vivo expression of inflammatory cytokine receptors in the joint compartments of patients with arthritis. Rheumatol Int

16. Melchiorri C, Meliconi R, Frizziero L, Silvestri T, Pulsatelli L, Mazzetti I et al (1998) Enhanced and coordinated in vivo expression of inflammatory cytokines and nitric oxide synthase by chondrocytes from patients with osteoarthritis. Arthritis Rheum 41(12):2165–2174

17. Martel-Pelletier J, McCollum R, DiBattista J, Faure MP, Chin JA, Fournier S et al (1992) The interleukin-1 receptor in normal and osteoarthritic human articular chondrocytes. Identification as the type I receptor and analysis of binding kinetics and biologic function. Arthritis Rheum 35(5):530–540

18. Fosang AJ, Tyler JA, Hardingham TE (1991) Effect of interleukin-1 and insulin like growth factor-1 on the release of proteoglycan components and hyaluronan from pig articular cartilage in explant culture. Matrix 11(1):17–24

19. Goldring MB (1999) The role of cytokines as inflammatory mediators in osteoarthritis: lessons from animal models. Connect Tissue Res 40(1):1–11

20. Goldring SR, Goldring MB (2004) The role of cytokines in cartilage matrix degeneration in osteoarthritis. Clin Orthop Relat Res (427 Suppl):27–36

21. Fukui N, Purple CR, Sandell LJ (2001) Cell biology of osteoarthritis: the chondrocyte's response to injury. Curr Rheumatol Rep 3(6):496–505

22. Di Battista JA, Fahmi H, He Y, Zhang M, Martel-Pelletier J, Pelletier JP (2001) Differential regulation of interleukin-1 beta-induced cyclooxygenase-2 gene expression by nimesulide in human synovial fibroblasts. Clin Exp Rheumatol 19(1 Suppl 22):3–5

23. Goldring MB (2000) The role of the chondrocyte in osteoarthritis. Arthritis Rheum 43(9):1916–1926

24. Wehling P, Cleveland SJ, Heininger K, Schultz KP, Reinecke J, Evans CH (1996) Neurophysiologic changes in lumbar nerve root inflammation in the rat after treatment with cytokine inhibitors. Evidence for a role of interleukin-1. Spine 21(8):931–935

25. Dinarello CA, Thompson RC (1991) Blocking IL-1: interleukin 1 receptor antagonist in vivo and in vitro. Immunol Today 12(11):404–410

26. Janson RW, King TE Jr, Hance KR, Arend WP (1993) Enhanced production of IL-1 receptor antagonist by alveolar macrophages from patients with interstitial lung disease. Am Rev Respir Dis 148(2):495–503

27. Janson RW, Hance KR, Arend WP (1991) Production of IL-1 receptor antagonist by human in vitro-derived macrophages. Effects of lipopolysaccharide and granulocyte-macrophage colony-stimulating factor. J Immunol 147(12):4218–4223

28. Berger AE, Carter DB, Hankey SO, McEwan RN (1993) Cytokine regulation of the interleukin-1 receptor antagonist protein in U937 cells. Eur J Immunol 23(1):39–45

29. Beaulieu AD, McColl SR (1994) Differential expression of two major cytokines produced by neutrophils, interleukin-8 and the interleukin-1 receptor antagonist, in neutrophils isolated from the synovial fluid and peripheral blood of patients with rheumatoid arthritis. Arthritis Rheum 37(6):855–859

30. Roux-Lombard P, Modoux C, Vischer T, Grassi J, Dayer JM (1992) Inhibitors of interleukin 1 activity in synovial fluids and in cultured synovial fluid mononuclear cells. J Rheumatol 19(4):517–523

31. McColl SR, Paquin R, Menard C, Beaulieu AD (1992) Human neutrophils produce high levels of the interleukin 1 receptor antagonist in response to granulocyte/macrophage colony-stimulating factor and tumor necrosis factor alpha. J Exp Med 176(2):593–598

32. Re F, Mengozzi M, Muzio M, Dinarello CA, Mantovani A, Colotta F (1993) Expression of interleukin-1 receptor antagonist (IL-1ra) by human circulating polymorphonuclear cells. Eur J Immunol 23(2): 570–573

33. Kristensen M, Deleuran B, Eedy DJ, Feldmann M, Breathnach SM, Brennan FM (1992) Distribution of interleukin 1 receptor antagonist protein (IRAP), interleukin 1 receptor, and interleukin 1 alpha in normal and psoriatic skin. Decreased expression of IRAP in psoriatic lesional epidermis. Br J Dermatol 127(4):305–311

34. Corradi A, Bajetto A, Cozzolino F, Rubartelli A (1993) Production and secretion of interleukin 1 receptor antagonist in monocytes and keratinocytes. Cytotechnology 11 (Suppl 1):50–52

35. Bigler CF, Norris DA, Weston WL, Arend WP (1992) Interleukin-1 receptor antagonist production by human keratinocytes. J Invest Dermatol 98(1):38–44

36. Chensue SW, Warmington KS, Berger AE, Tracey DE (1992) Immunohistochemical demonstration of interleukin-1 receptor antagonist protein and interleukin-1 in human lymphoid tissue and granulomas. Am J Pathol 140(2):269–275

37. Beasley D, McGuiggin ME, Dinarello CA (1995) Human vascular smooth muscle cells produce an intracellular form of interleukin-1 receptor antagonist. Am J Physiol 269(4 Pt 1):C961–C968

38. Skundric DS, Bealmear B, Lisak RP (1997) Induced upregulation of IL-1, IL-1RA and IL-1R type I gene expression by Schwann cells. J Neuroimmunol 74(1–2):9–18

39. Kennedy MC, Rosenbaum JT, Brown J, Planck SR, Huang X, Armstrong CA et al (1995) Novel production of interleukin-1 receptor antagonist peptides in normal human cornea. J Clin Invest 95(1):82–88

40. Gabay C, Arend WP (1998) Treatment of rheumatoid arthritis with IL-1 inhibitors. Springer Semin Immunopathol 20(1–2):229–246

41. Dripps DJ, Brandhuber BJ, Thompson RC, Eisenberg SP (1991) Interleukin-1 (IL-1) receptor antagonist binds to the 80-kDa IL-1 receptor but does not initiate IL-1 signal transduction. J Biol Chem 266(16):10331–10336

42. Arend WP, Malyak M, Smith MF Jr, Whisenand TD, Slack JL, Sims JE et al (1994) Binding of IL-1 alpha, IL-1 beta, and IL-1 receptor antagonist by soluble IL-1 receptors and levels of soluble IL-1 receptors in synovial fluids. J Immunol 153(10):4766–4774

43. Savage N, Puren AJ, Orencole SF, Ikejima T, Clark BD, Dinarello CA (1989) Studies on IL-1 receptors on D10S T-helper cells: demonstration of two molecularly and antigenically distinct IL-1 binding proteins. Cytokine 1(1):23–35

44. Dinarello CA, Orencole SF, Savage N (1989) Interleukin-1 induced T-lymphocyte proliferation and its relation to IL-1 receptors. Adv Exp Med Biol 254:45–53

45. Lennard AC (1995) Interleukin-1 receptor antagonist. Crit Rev Immunol 15(1):77–105

46. Henderson B, Pettipher ER (1989) Arthritogenic actions of recombinant IL-1 and tumour necrosis factor alpha in the rabbit: evidence for synergistic interactions between cytokines in vivo. Clin Exp Immunol 75(2):306–310

47. Caron JP, Tardif G, Martel-Pelletier J, DiBattista JA, Geng C, Pelletier JP (1996) Modulation of matrix metalloprotease 13 (collagenase 3) gene expression in equine chondrocytes by interleukin 1 and corticosteroids. Am J Vet Res 57(11):1631–164

48. Pelletier JP, Faure MP, DiBattista JA, Wilhelm S, Visco D, Martel-Pelletier J (1993) Coordinate synthesis of stromelysin, interleukin-1, and oncogene proteins in experimental osteoarthritis. An immunohistochemical study. Am J Pathol 142(1):95–105

49. Pelletier JP, Caron JP, Evans C, Robbins PD, Georgescu HI, Jovanovic D et al (1997) In vivo suppression of early experimental osteoarthritis by interleukin-1 receptor antagonist using gene therapy. Arthritis Rheum 40(6):1012–1019

50. Zhang X, Mao Z, Yu C (2004) Suppression of early experimental osteoarthritis by gene transfer of interleukin-1 receptor antagonist and interleukin-10. J Orthop Res 22(4):742–750

51. Fernandes J, Tardif G, Martel-Pelletier J, Lascau-Coman V, Dupuis M, Moldovan F et al (1999) In vivo transfer of interleukin-1 receptor antagonist gene in osteoarthritic rabbit knee joints: prevention of osteoarthritis progression. Am J Pathol 154(4):1159–1169

52. Frisbie DD, Ghivizzani SC, Robbins PD, Evans CH, McIlwraith CW (2002) Treatment of experimental equine osteoarthritis by in vivo delivery of the equine interleukin-1 receptor antagonist gene. Gene Ther 9(1):12–20

53. Daten der Studie eingetragen unter der ISRCTN 44912979 auf www.controlled-trials.com

54. Evans C (2005) Novel Biological Approaches to the Intra Articular Treatment of Osteoarthritis. Biodrugs 19(6):355–362

55. Meijer H, Reinecke J, Becker C, Tholen G, Wehling P (2003) The production of anti-inflammatory cytokines in whole blood by physico-chemical induction. Inflamm Res 52(10):404–407

56. Wright-Carpenter T, Klein P, Schaferhoff P, Appell HJ, Mir LM, Wehling P (2004) Treatment of muscle injuries by local administration of autologous conditioned serum: a pilot study on sportsmen with muscle strains. Int J Sports Med 25(8):588–593

57. Wright-Carpenter T, Opolon P, Appell HJ, Meijer H, Wehling P, Mir LM (2004) Treatment of muscle injuries by local administration of autologous conditioned serum: animal experiments using a muscle contusion model. Int J Sports Med 25(8):582–587

58. Baltzer AWA, Moser C, Jansen SA, Ohmann C, Krauspe R (2006) Treatment of knee osteoarthritis with Autologous Conditioned Serum (ACS): A prospective, randomized, placebo-controlled, double-blind, parallel-design trial. (Zur Publikation eingereicht)

59. Frisbie DD, Kawcak CE, McIlwraith CW (2005) Evaluation of Autologous Conditioned Serum Using an Experimental Model of Equine Osteoarthritis. AAEP Proceedings 51:374–375

60. Chevalier X, Giraudeau B, Conrozier T, Marliere J, Kiefer P, Goupille P (2005) Safety study of intraarticular injection of interleukin 1 receptor antagonist in patients with painful knee osteoarthritis: a multicenter study. J Rheumatol 32(7):1317–1323

61. Moo V, Sieper J, Herzog V, Muller BM (2001) Regulation of expression of cytokines and growth factors in osteoarthritic cartilage explants. Clin Rheumatol 20(5):353–358

62. Fernandes JC, Martel-Pelletier J, Pelletier JP (2002) The role of cytokines in osteoarthritis pathophysiology. Biorheology 39(1–2):237–246

63. van Beuningen HM, Glansbeek HL, van der Kraan PM, van den Berg WB (2000) Osteoarthritis-like changes in the murine knee joint resulting from intra-articular transforming growth factor-beta injections. Osteoarthritis Cartilage 8(1):25–33

64. Martel-Pelletier J, Di Battista JA, Lajeunesse D, Pelletier JP (1998) IGF/IGFBP axis in cartilage and bone in osteoarthritis pathogenesis. Inflamm Res 47(3):90–100

65. Studer RK, Levicoff E, Georgescu H, Miller L, Jaffurs D, Evans CH (2000) Nitric oxide inhibits chondrocyte response to IGF-I: inhibition of IGF-IRbeta tyrosine phosphorylation. Am J Physiol Cell Physiol 279(4):C961–C969

66. Wang P, Tortorella M, England K, Malfait AM, Thomas G, Arner EC et al (2004) Proprotein convertase furin interacts with and cleaves pro-ADAMTS4 (Aggrecanase-1) in the trans-Golgi network. J Biol Chem 279(15):15434–15440

67. Gendron C, Kashiwagi M, Hughes C, Caterson B, Nagase H (2003) TIMP-3 inhibits aggrecanase-mediated glycosaminoglycan release from cartilage explants stimulated by catabolic factors. FEBS Lett 555(3):431–436

68. Tortorella MD, Arner EC, Hills R, Easton A, Korte-Sarfaty J, Fok K et al (2004) Alpha2-macroglobulin is a novel substrate for ADAMTS-4 and ADAMTS-5 and represents an endogenous inhibitor of these enzymes. J Biol Chem 279(17):17554–17561

69. Bandara G, Mueller GM, Galea-Lauri J, Tindal MH, Georgescu HI, Suchanek MK et al (1993) Intraarticular expression of biologically active interleukin 1-receptor-antagonist protein by ex vivo gene transfer. Proc Natl Acad Sci USA 90(22):10764–10768

70. Bandara G, Robbins PD, Georgescu HI, Mueller GM, Glorioso JC, Evans CH (1992) Gene transfer to synoviocytes: prospects for gene treatment of arthritis. DNA Cell Biol 11(3):227–231

71. Evans CH (2004) Gene therapies for osteoarthritis. Curr Rheumatol Rep 6(1):31–40

72. Evans CH, Gouze JN, Gouze E, Robbins PD, Ghivizzani SC (2004) Osteoarthritis gene therapy. Gene Ther 11(4):379–389

73. Mi Z, Ghivizzani SC, Lechman ER, Jaffurs D, Glorioso JC, Evans CH et al (2000) Adenovirus-mediated gene transfer of insulin-like growth factor 1 stimulates proteoglycan synthesis in rabbit joints. Arthritis Rheum 43(11):2563–2570

74. Evans CH, Ghivizzani SC, Herndon JH, Wasko MC, Reinecke J, Wehling P et al (2000) Clinical trials in the gene therapy of arthritis. Clin Orthop Relat Res (379 Suppl):S300–307

75. Evans CH, Ghivizzani SC, Herndon JH, Robbins PD (2005) Gene therapy for the treatment of musculoskeletal diseases. J Am Acad Orthop Surg 13(4):230–242

Konservative Therapie bei Erkrankungen und Verletzungen des Femoropatellargelenks

W. Pförringer

Das Femoropatellargelenk ist zum einen durch eine skelettär nicht ideale Konfiguration gekennzeichnet, zum anderen aber durch aktive und passive Stabilisatoren der Patella, die femoraler, ligamentärer und tendinöser Struktur sind, als ein nicht unkompliziertes Gelenk gekennzeichnet.

Femoropatellare Interaktion

Kontaktflächen

In keiner einzigen Kniegelenksposition hat die gesamte Patellagelenkfläche mit der femoralen Gelenkfläche Kontakt. Wenn der Musculus quadriceps bei vollständiger Streckung im Kniegelenk kontrahiert ist, liegt die Patella lateral (Schlussrotation der Tibia), die Patellaspitze befindet sich am oberen Rand der Trochlae, während der Hauptanteil der Kniescheibe am vorderen femoralen Fettkörper und der darüber liegenden Synovia aufliegt. Bei aktiver Beugung wird die laterale Facette heftig gegen den lateralen Femurkondylus gezwungen, während bei aktiver Streckung die mediale Facette stärker gegen den medialen Femurkondylus gepresst wird.

Scharf et al. sehen in diesem Umstand eine mögliche Erklärung für die Tatsache, dass Krepitationen, hervorgerufen durch Synovialitis oder Knorpeldegeneration, manchmal entweder nur bei Beugung oder Streckung vorhanden sind. Bei beginnender Beugung muss die Patella über den Rand des medialen Femurkondylus distalwärts gleiten, um bei zunehmender Beugung in den Sulcus patellaris eintreten zu können („Funktionelle Höhenminderung"). Wenn dieser Rand stark erhaben ist, wie bei angeborener Anomalie oder Osteoarthritis, kann es zu vermehrter Abnutzung am unteren Pol der medialen Gelenkfacette mit nachfolgender Chondromalazie der Kniescheibe kommen.

Grundsätzlich verlegt sich die Hauptbelastungszone der retropatellaren Gelenkfläche mit zunehmenden Beugegraden zwischen 20 Grad und 90 Grad aus dem distalen über den mittleren in den proximalen Teil der Patella, verlagert sich von einer mehr zentralen in eine breitere Position und teilt sich in maximaler Flexion in eine mediale und laterale Kontaktzone auf. Nach Goodfellow et al. bleibt regelmäßig ein umschriebener Bereich der medialen Facette, die „odd facet", vom Kontaktgeschehen ausgespart. Erst bei der endgradigen Flexionsstellung des Kniegelenks von ca. 135 Grad (während die Kniescheibe in der Fossa intercondylaris versinkt, leicht um ihre Achse rotiert und sich nach lateral verschiebt) gerät die „odd facet" zusammen mit einer am lateralen Patellarand gelegenen Zone in Kontakt: mit den Femurkondylen des eigentlichen femorotibialen Bereiches.

Hehne hat im Detail die Kontaktflächen der medialen und lateralen Patellafacette untersucht. Er konnte neben der Abhängigkeit der Kontaktfläche von der Beugestellung einen starken Einfluss der Kontaktflächen durch unterschiedlich große Kontaktdrucke feststellen. Auf der lateralen Seite sind die Kontaktflächen insgesamt größer als auf der medialen Seite, nehmen mit der Flexion zu und zeigen ein Maximum bei 60 Grad und 120 Grad. Medial sind die Kontaktflächen etwa halb so groß wie lateral und zeigen ebenfalls ein Maximum bei 60 Grad und 120 Grad.

Neben der femoropatellaren Kontaktfläche und Interaktion im Sinne eines Hypomochlions ist die Quadrizepssehne nicht zu vernachlässigen. Ab einem Flexionswinkel von 60 Grad sinkt die Patella in den interkondylären Raum, sodass deren Abstand zur Drehachse des Kniegelenks und somit der Hebelarm oder das Drehmoment in Bezug auf die Kniegelenksextension kleiner wird. Gleichzeitig legt sich jedoch die Quadrizepssehne in das proximale femoropatellare

Gleitlager und übernimmt das Hauptextensionsmoment des Streckapparates. Nach Hehne verändert sich das Verhältnis des Hebelarmes der Patella zur Quadrizepssehne folgendermaßen: Bei einer Flexion von 70 Grad hat die Patella noch ein 12,2-mal größeres Streckmoment als die Quadrizepssehne, bei 130 Grad sind bereits beide Momente gleich groß und bei einer Flexion von 150 Grad ist schließlich das Streckmoment der Quadrizepssehne um 25% größer als das der Patella.

Kontaktkräfte

Im Femoropatellargelenk treten extrem hohe Druckbelastungen auf. Baumgartl gibt an, dass die Kniescheibe z. B. beim Aufrichten aus der Hocke mit Spitzendruckwerten von 1000 bis 1200 kg gegen die Femurkondylen gepresst wird. Nun ist aber der Anpressdruck stark vom Grad der Beugestellung des Kniegelenks abhängig. Im Folgenden sollen daher die Stellung der Patella zur Femurgelenkfläche in Abhängigkeit von den einzelnen Kniegelenkstellungen und die dabei auftretenden Kräfte isoliert betrachtet werden.

Bei einer Beugung von 20 Grad bis 50 Grad gleitet die Patella nach lateral und es entsteht Kontakt der lateralen Gelenkfläche und eines kleinen Teils der medialen, jedoch wahrscheinlich mehr des zentralen Firstes mit dem Sulcus patellaris. Der Druck durch den First nimmt bei 70-Grad-Beugung ab und verschwindet bei 90 Grad, wenn sich die Kniescheibe nach lateral in den Interkondylärraum bewegt. In dieser Position entsteht aufgrund der kleineren Tragfläche eine größere Druckkonzentration über der medialen Facette. Bei 115 Grad und darüber hinaus entsteht, wie bereits oben erwähnt, hoher Druck über den „Beuge-Facetten", bis die Patella zwischen den beiden Femurkondylen versinkt.

Die Beanspruchung eines Gelenks, hier des Femoropatellargelenks, ist abhängig von der absoluten Größe der Resultierenden, von der Größe der kraftaufnehmenden Fläche und der mittleren Verweildauer der resultierenden Kraft in den einzelnen Anteilen der Gelenkfläche. Die Patella wird bei partieller Kontaktfläche mit ihrem Gleitlager durch die Zugkraft des Musculus quadriceps in Abhängigkeit von ihrer Form unterschiedlich stark in der Vertikalen auf Biegung beansprucht. Diese Biegebeanspruchung findet in Verbindung mit den komplexen Roll-Gleit-Bewegungen im Femoropatellargelenk ihr Korrelat in einer entsprechenden Ausrichtung und Verteilung des subchondralen Knochengewebes und der Spongiosaelemente, wie Tillmann und Brade anhand von spannungsoptischen Versuchen nachweisen konnten. Somit ist es möglich, auch indirekt aufgrund der Verteilung des subchondralen Knochengewebes Aussagen über die Beanspruchung des patellofemoralen Gelenks zu machen.

Die intrapatellaren Spongiosaelemente ziehen entsprechend der primären Zugbeanspruchung durch die Quadrizepssehne in vertikaler Richtung. Zusätzlich treffen weitere Spongiosabälkchen senkrecht auf die Gelenkfacetten auf und erstrecken sich nach ventral bis unter die Verbindung der Quadrizeps- und Patellarsehne. Diese Bälkchen sind für die Aufrechterhaltung des Hebelarmes oder Hypomochlion des Streckapparates innerhalb des Kniegelenks verantwortlich.

Bei sämtlichen zuvor beschriebenen Bewegungen und Positionen der Patella in der interkondylären Gleitbahn kommt neben den statischen und dynamischen Faktoren dem Gelenkknorpel eine entscheidende Rolle zu. Der Gelenkknorpel überträgt und verteilt Druck- und Scherkräfte auf den Knochen, federt und dämpft mechanische Impulse und setzt die Reibung im Zusammenspiel mit der Synovia herab. Bezüglich des Gelenkknorpelverhaltens unter In-vitro- und In-vivo-Beanspruchungen wird hier auf die einschlägige Literatur zum Thema verwiesen. Nicht zuletzt kommt dem hyalinen Knorpel die kompensatorische Aufgabe einer Egalisierung von Unebenheiten der knöchernen Kniescheibenoberflächenkontur zu, was von entscheidender biomechanischer Relevanz ist.

Die in diesem Zusammenhang häufig (besonders bei relativ flachen und langen Kniescheiben) beobachtete „Haglund-Delle" ist nach Tillmann und Brade nicht als pathologischer Befund, sondern als funktionelle Anpassung an die Biegebeanspruchung zu deuten.

Unter physiologischen Bedingungen fixiert das ligamentäre und muskuläre Führungssystem die Kniescheibe in den Sulcus intercondylaris nicht nur bei normaler aktiver Beugung und Streckung, sondern auch bei maximaler Innen- und Außenrotation der Tibia gegen das Femur. Die Abwinklung in Innenrotation führt zu einem Druck gegen die mediale Kondylenrolle, wenn eine in der Mitte liegende Kraft zieht. Der Musculus vastus lateralis wird dann gespannt und als ausgleichender Antagonist eingesetzt.

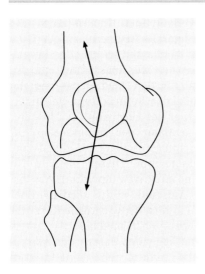

Abb. 1. Der Q-Winkel

In Neutralstellung können die Musculi vastus medialis und laterales zu gleichen Teilen agonistisch und antagonistisch funktionieren.

Bei Außenrotation wird die Patella unter Wirkung der Kraft gegen die latrale Kondylenrolle gedrückt und der Musculus vastus medialis kommt reflektorisch unter Spannung und zur Gegenaktion.

Da die Zugrichtung des Musculus quadriceps femoris auch in der Frontalebene nicht gestreckt und gerade von proximal bis zur Tuberositas tibiae verläuft, sondern insbesondere während der letzten 20 Grad der Streckung einen geknickten Verlauf einnimmt, erscheint dann mit der automatischen Rotation („Schlussrotation"), bei der es sich um eine Außenrotation des Unterschenkels handelt, ein nach lateral offener Winkel, der sog. Quadrizepswinkel (Q-Winkel) (Abb. 1). Dieser Q-Winkel wird umso größer, je mehr das Knie automatisch bei der endgradigen Extension mit seinem Femur nach innen und der Tibia entsprechend nach außen dreht (schlussrotiert) und ist Ausdruck der automatischen Schlussrotation als einer „Hyperextensionsbremse". „Hyperextensionsbremse" deshalb, weil gleichzeitig die passive Schlussaußenrotation und die aktiven Innenrotationskräfte progressiv gegeneinander laufen und auf diese Weise einen Bremseffekt bewirken.

Wie bereits erwähnt, haben die Patella und die Quadrizepssehne bezüglich ihrer Kontaktflächen und Hebelarme zum Femur eine enge Beziehung zueinander. Diese verschieden großen Hebelarme der beiden umlenkenden Strukturen zu einem Zeitpunkt resultieren in stark unter-schiedlichen Zugkräften in der Patellar- und der Quadrizepssehne. Nach Grelsamer und Klein vergrößert die Patella den Hebelarm zwischen 20-Grad- und 40-Grad-Flexion und verkleinert ihn bei mehr als 50-Grad-Flexion. Die Patella kann also als funktionell exzentrisch bezeichnet werden. Dies hat einen direkten Einfluss auf die Zugbeanspruchung der Quadrizepssehne und Patellarsehne, welche beide durch die Hebelarmveränderungen beeinflusst werden. In Beugestellung von 0 Grad bis 30 Grad sind in der Patellarsehne höhere Zugkräfte vorhanden als in der Quadrizepssehne. Ab einer Flexion von 30 Grad bis 60 Grad oder mehr nehmen die Zugkräfte der Quadrizepssehne im Vergleich zur Patellarsehne jedoch deutlich zu. Somit kann gesagt werden, dass die Patella in Streckstellung eine vergrößernde und in Beugestellung eine verkleinernde Wirkung auf das Drehmoment des Streckapparates ausübt.

Bewegungsmechanik

Die Beanspruchung oder Druckbelastung, welche im Femoropatellargelenk bei verschiedenen Bewegungen auftritt, hängt nicht nur von der Kontaktfläche und der Kompressionskraft, woraus sich der Druck oder die Kraft pro Fläche errechnen lässt, ab. Vielmehr haben die Bewegungsarten, insbesondere der Aktivitätsgrad der das Kniegelenk umgebenden Muskulatur sowie der Grad der Flexion, einen entscheidenden Einfluss auf die Gelenkbelastung.

Eine sog. geschlossenkettige Bewegung ist dadurch definiert, dass das Bewegen zweier Gelenke eine translatorische Bewegung der Endpunkte der an der Bewegung teilhabenden Gliedmaßen verursacht. Bei dieser Bewegung sind jeweils Beuge- und Streckmuskulatur aktiv und erzeugen so eine Mantelspannung zur Sicherung der teilhabenden Gelenke. Ein Beispiel einer geschlossenkettigen Bewegung unter Einbeziehung des Kniegelenks ist die Beinpressmaschine, bei welcher der Proband sitzend mit den Füßen im Hüft- und Kniegelenk streckend eine translatorische Bewegung ausführt. Ebenfalls kann das Hochspringen oder im weitesten Sinne das Laufen mit den Abstoßbewegungen als geschlossenkettige Bewegung betrachtet werden. Diese tritt im Vergleich zu den sog. offenkettigen Bewegungen physiologisch bei weitem viel häufiger auf. Die offenkettige Bewegung ist definitionsgemäß eine Rotationsbewegung, wobei nur ein

Gelenk teilnimmt. Am Beispiel des Kniegelenks ist die isolierte Streckung im Kniegelenk gegen Widerstand in einer Rotationsbewegung (wie bei einer Beinstreckmaschine) zu betrachten.

Steinkamp et al. stellten fest, dass sich die femoropatellare Druckbelastung bei der offenkettigen Bewegung komplett anders verhält als bei der geschlossenkettigen Bewegung. Bei letzterer (Beinpresse) waren die Drücke bei nahezu vollständiger Extension sehr klein und nahmen mit zunehmendem Flexionsgrad fast linear zu. Umgekehrt verhielt sich der femoropatellare Druck bei offenkettiger Bewegung (Beinstreckmaschine), welcher in Extensionsnähe deutlich am größten war und mit zunehmender Flexion abnahm. Aufgrund dieser Tatsache können die Winkelgrade mit den entsprechend schonendsten Gelenkbelastungen den entsprechenden Bewegungsmaschinen oder Bewegungsmodalitäten zugeordnet werden. Bei einer Beinpresse sollte also vornehmlich im extensionsnahen Bereich, bei Beinstreckmaschinen eher im flexionsnahen Bereich trainiert werden.

Stabilisatoren der Patella

Aktive Stabilisatoren

Das Muskelsystem, welches die Patella stabilisiert, umfasst im Einzelnen mehrere Stabilisierungselemente. Insgesamt kontrolliert der Musculus quadriceps femoris mit seinen vier Anteilen die Zentrierung der Patella sowohl während der Bewegung des Kniegelenks in Extension und Flexion als auch in der Rotation. Während der Musculus vastus intermedius und der das Hüftgelenk überspringende Musculus rectus femoris eine mehr oder wenige axiale Zugwirkung auf die Patella ausüben, sind medialseitig die schräg verlaufenden Fasern des Musculus vastus medialis für die Zentrierung der Patella nach medial und die von lateral schräg verlaufenden Fasern des Musculus vastus lateralis für die Zentrierung der Patella nach lateral verantwortlich. Die Musculi vastus medialis und lateralis können hier nochmals in je zwei distale, axial verlaufende Anteile (Musculus vastus lateralis/medialis longus) und zwei mehr schräg verlaufende Anteile (Musculus vastus medialis/lateralis longus) mit der entsprechenden Zugrichtung unterteilt werden.

Die schräg verlaufenden Muskelfasern des Musculus vastus lateralis inserieren in der Quadrizepssehne, der Patella und im lateralen Retinakulum. Die Fasern des Musculus vastus medialis inserieren ebenfalls in der Quadrizepssehne, der Patella und im medialen Retinakulum. Besonders zu erwähnen ist hier der Ursprung des Musculus vastus medialis entlang der Adduktorensehne und des Septum intermusculare bis distal zum Tuberculum adductorium. Dieser mediale Ursprung erlaubt eine effektive Zugwirkung des distalen Anteils des Musculus vastus medialis obliquus nach medial und ist die wichtigste Kontrolle der Patellazentrierung nach medial.

Die meist distal liegenden Fasern des Musculus vastus medialis obliquus haben eine funktionell klinisch sehr wichtige Insertion im Ligamentum patellofemorale mediale, der wichtigsten passiven Struktur bei Patellazentrierung nach medial. Im Falle einer akuten Patellaluxation nach lateral reißt in 94% der Fälle das Ligamentum patellofemorale mediale an dessen Insertion am Tuberculum adductorium. Dies führt nicht nur zu einer Beeinträchtigung der passiven Patellazentrierung, sondern auch durch eine Lateralisierung des Ansatzes des Musculus vastus medialis obliquus zu dessen Insuffizienz und einer Kompromittierung der aktiven Stabilisation.

Insuffizienzen im Bereich der Bänder und Muskeln können, häufig begünstigt durch flache, dysplastische Femurkondylen (besonders lateralseitig), zu Luxationen der Patella führen. Bei einer ausgewogenen Balance der Streckmuskulatur, hauptsächlich der beiden peripheren Anteile der Quadrizepsgruppe (Musculus vastus lateralis et medialis), müssen selbst bei Vorliegen eindeutiger ossärer oder ligamentärer Dispositionen zur Kniescheibeninstabilität oder -verrenkung nicht zwangsläufig Gleitwegsveränderungen oder Luxationsereignisse stattfinden. Für diese beiden peripheren Anteile des Musculus quadriceps femoris konnten Scharf et al. in Übereinstimmung mit Ficat und Hungerford sowie Goodfellow et al., wie oben erwähnt nachweisen, dass sie jeweils nicht nur funktionell, sondern auch anatomisch aus zwei eigenständigen Muskeln bestehen. Der Musculus vastus medialis setzt sich aus dem Musculus vastus medialis obliquus (VMO) und dem Musculus vastus medialis longus (VML) zusammen. Gleichsam besteht der Musculus vastus lateralis aus den beiden Komponenten Musculus vastus lateralis obliquus (VLO) und Musculus vastus la-

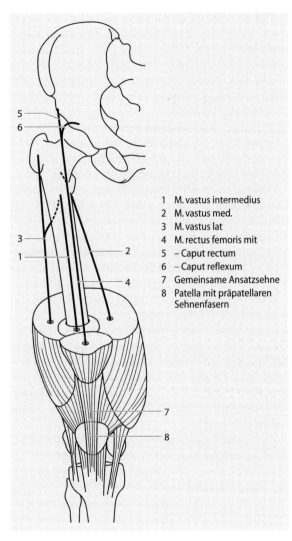

Abb. 2. M. quadriceps femoris; rechtes Bein, von vorn (Schema). (nach Graumann u. Sasse 2003, S. 167)

1   M. vastus intermedius
2   M. vastus med.
3   M. vastus lat
4   M. rectus femoris mit
5   – Caput rectum
6   – Caput reflexum
7   Gemeinsame Ansatzsehne
8   Patella mit präpatellaren Sehnenfasern

hingegen kann bei entsprechend kräftiger Ausbildung eine Subluxation der Kniescheibe nach lateral begünstigen, wenn die medialen Kapsel-Bandstrukturen lädiert bzw. insuffizient sind oder eine Schwäche bzw. Läsion des VMO vorliegt. Bezüglich der Bedeutung des VMO für die Medialisierung der Patella liegen jedoch unterschiedliche Meinungen vor. Elektromyographische Untersuchungen konnten keine eindeutigen Beweise hierfür erbringen. Beispielsweise war bei Patienten mit und ohne patellofemoralem Schmerzsyndrom kein Unterschied in Timing und Kraft des VMO zu VML vorhanden. Lag eine laterale Subluxation der Patella vor, war sogar mehr Aktivität im VMO zu verzeichnen.

Thümler et al. betonen, bezogen auf das Kniegelenk, die adjuvant-stabilisierende Wirkung der sog. Kniebeugemuskeln. Für den Musculus soleus beispielsweise konnten sie im Rahmen einer klinisch-elektromyographischen Studie nachweisen, dass bei maximaler Hyperextension gegen Widerstand und bei Belastung seine Aktionspotenziale ca. 70% der Aktivität des Musculus rectus femoris aufweisen. Die elektromyographische Ableitung aus den Gastrocnemiusanteilen erbrachte nur eine vergleichsweise geringgradige Aktivität.

Passive Stabilisatoren

Neben der oben erwähnten aktiven muskulären Stabilisation der Patella ist die passive ligamentäre und knöcherne Führung ebenfalls von großer Bedeutung. Sie wird durch die Höhe der nach lateral und medial begrenzenden Oberschenkelrollen und die bilateral verlaufenden Retinacula extensorum ausgerichtet.

Medial sind insgesamt vier ligamentäre Strukturen für die Stabilisierung bzw. zur Verhinderung der Subluxation oder Luxation der Patella nach lateral verantwortlich. Das weitaus wichtigste Band ist das mediale patellofemorale Ligament (MPFL), dessen Ursprung einerseits am Tuberculum adductorium und andererseits an den distalen Fasern des Musculus vastus medialis liegt. Es ist gemäß Conlan in Verbindung mit dem Musculus vastus medialis obliquus für 53% der medialen Stabilisierung der Patella verantwortlich. Das mediale patellomeniskale Ligament (MPML), welches die Patella mit dem medialen Meniskus verbindet, ist für weitere 22% der medialen Patella-Stabilisierung verantwortlich. Weit weniger bedeutend sind das mediale Retinaku-

teralis longus (VLL). Diese Differenzierung ist deshalb sinnvoll, weil funktionell betrachtet den einzelnen „Untermuskeln" unterschiedliche Funktionen bei der Stabilisierung der Patella im Femoropatellargelenk und des Kniegelenks selbst zugeschrieben werden können.

Während VML und VLL hauptsächlich eine Streckwirkung auf das Kniegelenk besitzen, kommen dem VMO und dem VLO offenbar wichtige Einflüsse auf die eigentliche räumliche Ausrichtung der Kniescheibe im Femoropatellargelenk zu. Der VMO wirkt zusammen mit den medialen Kapsel-Bandstrukturen, dem Retinaculum patellae mit den Ligamenta patellotibiale und patellofemorale mediale einer Subluxation der Kniescheibe nach lateral entgegen. Der VLO lum und das mediale patellotibiale Ligament (MPTL), welches mit nur 11 bzw. 5% für die Stabilisierung der Patella verantwortlich sind.

Lateral ist vor allem das Retinaculum patellae laterale mit seinen nach distal und proximal in diverse Strukturen einstrahlenden Fasern verantwortlich. Proximal sind die über den Recessus suprapatellaris ziehenden und in den Musculus vastus accessorius einstrahlenden Fasern zu erwähnen. Weiter distal inserieren Faserzüge des lateralen Retinakulums im Septum intermusculare, im Tractus iliotibialis, im lateralen Meniskus und schließlich in der Tibia.

Das laterale Retinakulum ist offensichtlich nicht nur dafür verantwortlich, dass die Patella nicht nach medial ausweicht, sondern es ist bei einer Kniegelenksflexion von 20 Grad paradoxerweise zu 10% für die Verhinderung einer lateralen Subluxation verantwortlich. Da gerade diese Kniegelenksposition für eine laterale Luxation und Subluxation am anfälligsten ist, muss diese Tatsache bei einem allfälligen „lateral release" unbedingt berücksichtigt werden.

Erkrankungen der Patella

Chondropathia patellae, Chondromalacia patellae und die Femoropatellararthrose

Schädigungen des retropatellaren Gelenkknorpels können einerseits im Rahmen von Traumen, andererseits als Folge entzündlicher und degenrativer Gelenkerkrankungen entstehen. Unter dem Begriff Chondropathia patellae werden solche isolierten Veränderungen der Retropatellarfläche zusammengefasst, die streng auf den Knorpel begrenzt sind. Die Chondropathia patellae ist in der Regel nur ein Begleitsymptom anderer, die normalen biomechanischen Abläufe im Femoropatellargelenk aus dem Gleichgewicht bringenden Belastungen, Traumen, Erkrankungen oder Formvarianten.

Die Therapiemöglichkeiten und hierbei insbesondere die Indikationsstellung für eine operative Behandlung der Chondropathia patellae sollten in jedem Fall sorgfältig reflektiert werden und berücksichtigen, dass bei älteren Adoleszenten und jungen Erwachsenen den chondropathischen Beschwerdeäußerungen auch psychische Faktoren zugrunde liegen können. So

findet sich nicht selten eine auffallende Diskrepanz zwischen dem geklagten Beschwerdebild und dem durch Arthrotomie oder Arthroskopie objektiv erhobenem Befund. Oftmals bringt schon das Wissen um die Geringfügigkeit der Knorpelveränderungen, z. B. nach einer arthroskopischen Inspektion der retropatellaren Gelenkfläche, eine überraschende Besserung der Beschwerden. So kann nicht oft genug die Rolle der Arthroskopie als routinemäßig anzuwendender Diagnostikmaßnahme betont werden.

Abzugrenzen sind jene Fälle von Patienten mit Beschwerden im Sinne einer Chondropathia patellae, bei denen zwar makroskopisch keine Auffälligkeiten im Bereich des retropatellaren Gelenkknorpels erkennbar sind, jedoch mikroskopisch bereits beginnende Veränderungen in der Knorpelstruktur nachgewiesen werden können.

Der Gelenkknorpel benötigt, um die auf ihn einwirkenden Belastungen zu tolerieren bzw. zu kompensieren, ein bestimmtes Maß an Elastizität und Härte, gleich bleibende Glätte der Oberfläche und innere Festigkeit gegenüber Auffaserung und Abrieb. Die wichtigsten Voraussetzungen dafür sind seine funktionell ausgerichteten Faserstrukturen sowie die Eigenschaften seiner Grundsubstanz.

Im histologischen Bild der Chondropathia patellae zeigen sich im Anfangsstadium der Erkrankung eine „Fibrillation", ein Aufbrechen der Oberflächenschicht und eine Auffaserung der darunter liegenden radiären Schichten, später eine fibrinoide Nekrose mit Auflösung von Knorpelzellen neben neu gebildeten Knorpelzellnestern. Die häufigste Lokalisation dieser Fibrillationen zeigt sich nach Goodfellow et al. und Wiles et al. vor allem beim jugendlichen und jungen Patienten im Bereich der „odd facet". Dieser am medialen Rand der Kniescheibe gelegene Teil der Patellarückfläche hat in sämtlichen Flexionsstellungen des Kniegelenkes bis 90 Grad, d. h. bei den meisten alltäglichen Bewegungsabläufen wie Stehen, Sitzen, Gehen, Rennen und sicherlich auch während der Stunden des Schlafens, keinerlei Kontakt zur korrespondierenden Fläche des Femurkondylus. Erst bei endgradigen Beugestellungen um 135 Grad artikuliert die „odd facet" mit der tibialen Gelenkfläche des medialen Femurkondylus. Emery und Meachim teilen diese Ansicht und konnten beobachten, dass Fibrillationen in diesem spezifischen Areal des inneren Randes der medialen Facette im Gegensatz zu Knorpelauffaserungen im gesamten restlichen Bereich der Retropatellarfläche selbst bei alten Patienten keine Progredienz in Richtung Ulzeration und Freilegung des subchondralen Knochens zeigen. Goodfellow et al. sehen keinen nachweisbaren Zusammenhang zwischen diesen umschriebenen Knorpelveränderungen und dem Auftreten von patellofemoralen Schmerzen, da nach ihrer Erfahrung jeder zweite junge und fast jeder alte Mensch intraoperativ oder arthroskopisch diese Veränderungen im Bereich der „odd facet" zeigen, ohne in der Vorgeschichte über Schmerzen geklagt zu haben. Durch die definitionsgemäße Beschränkung auf die Gelenkknorpelschicht und das Fehlen röntgenologisch erkennbarer degenerativer Veränderungen lässt sich die Chondropathia patellae klar von der Femoropatellararthrose abgrenzen.

Schuchardt und Mann halten die Chondropathia patellae für eine der Hauptursachen von Kniebeschwerden jugendlicher Patienten und treffen aus therapeutischen Gründen für die unterschiedlichen Schweregrade der retropatellaren Knorpelschädigung die folgende Differenzierung:

■ Als Chondromalacia patellae wird ein klinisch stummer Knorpelschaden der Patellarückfläche bezeichnet, der meist als Zufallsbefund gefunden wird.
■ Die Chondropathia patellae ist ein Knorpelschaden der Kniescheibenrückfläche mit klinischer und oft auch röntgenologischer Symptomatik.
■ Die Femoropatellararthrose zeigt einen fortgeschrittenen, röntgenologisch nachweisbaren Verschleiß des Femoropatellargelenks mit erheblicher und schmerzhafter Einschränkung seiner Funktion.

Bei der Begriffstrennung zwischen Chondropathie und Chondromalazie herrscht im klinischen Alltag und auch in der Literatur jedoch keine Einigkeit. Dies ist vielleicht dadurch zu erklären, dass sich diese beiden Begriffe im deutschen und im angelsächsischen Schrifttum gleichwertig nebeneinander entwickelten. Neben der Bezeichnung „Büdinger-Ludloff-Läwen Syndrom", die inzwischen kaum mehr im klinischen Sprachgebrauch ist, ist der Terminus „Chondropathie" im deutschsprachigen Raum seit Läwen gebräuchlich und beschreibt das retropatellare Schmerzsyndrom, ohne eine genaue Kenntnis der zugrunde liegenden Ursache vorauszusetzen.

Malazie bedeutet Erweichung und benennt damit einen substanziell morphologischen Scha-

den, welcher nur im Rahmen intensiver diagnostischer Verfahren, wie z. B. der Arthroskopie, intraoperativ und nicht durch die klinische Untersuchung allein gesichert werden kann.

Interessanterweise stimmt das Ausmaß der Beschwerden mit den während der arthroskopischen Untersuchung gefundenen sichtbaren Veränderungen oft nicht überein. Die Bemühungen einiger Autoren, den unterschiedlichen Ausprägungsgraden dieses Erkrankungskomplexes in seiner Benennung möglichst nahe zu kommen, finden ihren Ausdruck in der Begriffsvielfalt zu diesem Problem:

■ fissurale Knorpeldegeneration
■ patellofemorale Arthralgie bzw. patellofemorales Schmerzsyndrom
■ Patellarsyndrom
■ offene oder geschlossene Chondromalazie
■ patella malalignement syndrome

Gschwend und Bischofberger sowie Hehne legen sich zur Einteilung retropatellarer Schmerzzustände auf die folgenden Differenzierungen fest:

■ Der Begriff „Chondropathia patellae" ist eine klinische Diagnose und beschreibt retropaellare Schmerzzustände ungeachtet ihrer Ätiologie.
■ Um von einer „Chondromalacia patellae" sprechen zu können, müssen im Rahmen einer Arthrotomie, einer Arthroskopie oder einer Arthrographie eindeutig eine oder mehrere Läsionen des retropatellaren Knorpels verifiziert worden sein.
■ Eine retropatellare Arthrose liegt dann vor, wenn zusätzlich auch radiologisch ossäre degenerative Veränderungen nachweisbar sind.

Für die Einteilung der während einer Arthrotomie oder einer Arthroskopie nachgewiesenen makroskopisch pathologischen Veränderungen fand die Klassifikation von Outerbridge weitere Verbreitung.

Knorpelveränderungen nach Outerbridge

Grad I: Lokalisierte Erweichung, Schwellung oder Auffaserung des Gelenkknorpels

Grad II: Fragmentation und Auffaserung in einem Bereich von maximal 1,3 cm Durchmesser

Grad III: Fragmentation und Auffaserung in einem Bereich, der den Durchmesser von 1,3 cm überschreitet

Grad IV: Erosion des Gelenkknorpels bis auf den subchondralen Knochen

Grad I und Grad II repräsentieren leichte bis mittelgradige pathologische Veränderungen, Grad III und Grad IV stellen Veränderungen im Sinne einer schweren Chondromalacia patellae dar.

Ätiologie

Die der Chondropathia patellae und der Chondromalacia patellae pathogenetisch zugrunde liegenden Ursachen sind vielgestaltig, können aber auf eine Hauptursache, nämlich ein Missverhältnis zwischen Belastung und Belastbarkeit der femoropatellaren Gelenkflächen, subsumiert werden. Ein solches Missverhältnis kann einerseits dann vorliegen, wenn auf den gesunden retropatellaren Knorpel aufgrund verschiedener Ursachen (s. u.) unphysiologisch hohe lokale Druck- und Scherbeanspruchen einwirken, andererseits in Fällen, in denen durch Alterationsvorgänge im Knorpel seine mechanische Belastbarkeit schon gegenüber physiologischen Belastungen reduziert ist. Bezüglich der erstgenannten Entstehungskonstellation konstatieren Gedeon und Ficat et al., dass die Patellakontusion die häufigste Ursache der Chondropathia patellae darstellt und die Intensität der lokalen Druckbelastung die Prognose des Knorpelschadens wesentlich mitbestimmt. Gedeon konnte unter anderem in einem 1979 durchgeführten Tierexperiment den Nachweis dafür erbringen, dass es schon nach nur leichten Kniescheibenkontusionen, die vor allem in der Kindheit so zahlreich und gerade später im Erwachsenenalter kaum noch erinnerlich sind („leere" Anamnese bezüglich einer traumatischen Genese), zum Auftreten von chondralen Schäden kommen kann, ohne dass der subchondrale Knochen beteiligt wäre. Andere Autoren berichteten ebenfalls über die Tatsache, dass äußere direkte Gewaltkomponenten für die Entstehung von Knorpelläsionen verantwortlich sind, wobei der hyaline Gelenkknorpel auf heterogene mechanische Schädigungen in jeweils uniformer Weise reagiert und das Ausmaß der Veränderungen immer unmittelbar abhängig von der Stärke und der Dauer der einwirkenden Kräfte ist. Dies wurde auch durch tierexperimentelle Gelenkknorpeluntersuchungen von Refior und Hackenbroch bestätigt, in denen nachgewiesen werden konnte, dass vor allem Kompression, aber auch

Immobilisation und sogar Distraktion (fehlender „Walkmechanismus") zu fortschreitenden, pathologischen Alterationen des Knorpelbelages führen. In Kenntnis der störenden und teilweise sogar destruierenden Einflüsse länger währender Immobilisationen, insbesondere unter gleichzeitiger Belastung des betroffenen Gelenks, sollten Behandlungsstrategien, die auf Ruhigstellung plus Belastung beruhen, jeweils sehr kritisch überdacht und, falls unvermeidbar, möglichst kurz gehalten werden.

Ficat geht bei seiner Beschreibung des „lateralen Hyperpressionssyndroms" für die Knorpelschädigung im Bereich der medialen Facette von einer weiteren Idee aus, nämlich der, dass es infolge des Überdrucks an der lateralen Patellafacette zu einer Kompression des Knorpels und damit zum Auspressen der Knorpelflüssigkeit in die angrenzenden Knorpelzonen kommt. Dabei sollen im Knorpel der inneren Facette ungünstige Spannungen entstehen, die schließlich hier, also am Ort der verminderten Knorpelbelastung, zur Chondropathie führen. Dies steht in deutlichem Widerspruch zu den zuvor genannten Autoren, die eher eine direkte Komponente für die Entstehung der Knorpelschäden verantwortlich machen.

Nachfolgende Aufschlüsselung zeigt eine Zusammenstellung der ätiologischen Faktoren bei Chondropathie und Chondromalazie:

Biomechanische Ursachen
- Patelladysplasien
- Fehlstellung der Patella wie Patella alta/baja oder Lateralstand der Kniescheibe
- Formfehler des Gleitlagers, z. B. durch Abflachung des lateralen Femurkondylus oder infolge anderer Konturveränderungen
- Stufenbildung an der ventralen Knorpel-Knochen-Grenze des medialen Femurkondylus, die als Outerbridge ridge bezeichnet wird
- Die Höhe des Muskelansatzes vom M. vastus medialis des M. quadriceps femoris; je höher der Ansatz, desto ausgeprägter die Chondromalazie
- Vorkommen einer „Plica mediopatellaris", vor allem bei der medialen Chondromalazie.

Es kann festgestellt werden, dass sowohl die zu starke als auch die zu geringe wie auch die ungleichmäßige Belastung der Patella für die Chondropathie verantwortlich gemacht werden, ohne dass es in der Literatur bisher zu einer Übereinstimmung über die Gesamtlast und die

Verteilung der auf die Patella einwirkenden Kräfte und über die Verteilung der Last auf der Patellarückseite gekommen wäre. Cotta und Puhl machen eine Änderung der intrazellulären Grundsubstanz und eine damit verbundene Störung der Diffusionsverhältnisse im mechanisch alterierten Bereich dafür verantwortlich, dass ein mechanischer Reiz eine bindegewebige Reaktion auszulösen imstande ist.

Traumatische Ursachen

- Knorpelquetschung oder Abscherung durch Sturz oder direkten Schlag gegen die Patella
- Knorpelabschilferung bei habitueller Patellaluxation
- Stufenbildung nach Patella- oder Gelenkfrakturen
- Drehfehler nach Schaftfrakturen mit nachfolgender Gleitbahnveränderung für die Kniescheibe
- Chronische Überlastung des Femoropatellargelenks durch zu hohes Körpergewicht oder Leistungssport
- Posttraumatische oder postoperative seröse oder blutige Gelenkergüsse
- Selbstandauung des Knorpels durch nach Verletzung oder Abrieb freigewordene Enzymsysteme eigener Knorpelzellen

Krankhafte Ursachen

- Veränderungen der Synovialflüssigkeit unterschiedlicher Genese (Gicht, PcP, bakterielle Infektion)
- Durchblutungsstörungen
- Endokrine Dysregulation bei Hypothyreose oder im Klimakterium fortbestehende intraartikuläre Bewegungsstörungen bzw. Blockierungen (Meniskopathien, freie Gelenkkörper, Kapsel-Band-Läsionen etc.) oder Immobilisation führen durch unzureichende Durchblutung und durch fehlende Wechseldruckbelastung bzw. durch Ausfall des „Walkmechanismus" zu Ernährungsstörungen des Knorpels
- Über die Möglichkeit einer intraossären Druckerhöhung innerhalb der Patella als ein für die Chondropathia patellae begünstigender Faktor herrscht in der Literatur keine Einigkeit (Tabelle 1).

Psychische Ursachen

Biomechanische, traumatische und krankheitsbedingte Ursachen sind häufig eng miteinander verflochten. Einem Circulus vitiosus entsprechend wird aufgrund der die Chondropathie/Chondromalazie begleitenden intraartikulären Ergussbildung die Ernährung des Gelenkknorpels empfindlich gestört, wodurch wiederum die Gelenkflächenschädigung vorangetrieben wird. Darüber hinaus unterhalten Knorpelabrieb und die aus dem Knorpelgewebe und der Gelenkkapsel freiwerdenden Enzyme in steter Wechselbeziehung die weitere Knorpelzerstörung. Nur durch die Beseitigung der mechanischen Ursachen bzw. der entsprechenden Grunderkrankung ist es möglich, den pathophysiologischen „Teufelskreis" zu durchbrechen.

Im Zuge differenzialdiagnostischer Überlegungen sollte in Betracht gezogen werden, dass sich die Sudeck-Dystrophie der Kniescheibe an charakteristischen Zeichen und in ähnlicher Art zu erkennen gibt wie eine Chondromalazie. Knochenveränderungen im Sinne einer Sudeck-Dystrophie finden sich allenfalls nach sehr starken Kontusionen und folgen röntgenologisch demselben Stadienverlauf wie in anderen Lokalisationen.

Eine sehr hilfreiche Einteilung des vorderen Knieschmerzes (anterior knee pain) ist in Tabelle 2 dargestellt. Die Einteilung ermöglicht die Zuteilung zu einer Gruppe mit jeweils spezifischer therapeutischer Konsequenz.

Klinik

Das Spektrum subjektiver Beschwerden reicht bei der Chondropathie von vollkommener Beschwerdelosigkeit über chondropathische Beschwerden im Sinne eines Belastungsschmerzes, vor allem beim Treppabgehen und nach sportlicher Belastung, bis hin zu ausgeprägtem Ruheschmerz mit Bewegungseinschränkung. Eine traumatische Auslösung in der Vorgeschichte mit nachfolgendem freiem Intervall wird von den Patienten nicht selten als Erklärung für die Beschwerden herangezogen. Anamnestisch sind auch ein

Tabelle 1. Chondropathie-Anteil nach Patellafrakturen

Autor	Behandelte Frakturen	Davon Chondropathien (in %)
Ricard et al.	92	20
Dick et al.	79	22
Castaing	60	30
Freuler und Brunner	104	30
Ficat et al.	80	45
	Gesamt n = 415	Durchschnitt = 29,4

Tabelle 2. Einteilung des vorderen Knieschmerzes in drei Gruppen mit therapeutischer Konsequenz

Instabilität im Patellofemoralgelenk	Patellofemorales Schmerzsyndrom	
	Mit Malalignement	Ohne Malalignement

▪ Subluxation/Dislokation einmalig
▪ Subluxation oder Dislokalisation, häufiger
  – laterale Subluxation oder Dislokation
  – mediale Subluxation oder Dislokation iatrogen)
▪ chronische Dislokation der Patella
  – kongenital
  – erworben
▪ assoziierte Frakturen
  – osteochondral
  – Avulsion
	▪ vergrößerter funktioneller Q-Winkel
	▪ verkürztes laterales Retinakulum
	▪ inadäquate mediale Stabilisatoren
	▪ elektrische Dissoziation
	▪ Patelle alta
	▪ Patella baja
	▪ dysplastische Trochlea femoris
		▪ verkürztes laterales Retinakulum
		▪ Plica (Hyperpression)
		▪ Osteochonrosis dissecans
		▪ tramatische patellare Chondromalazie
		▪ Fat-pad-Syndrom
		▪ mediales Retinakulum
		▪ patellofemorale Osteoarthritis
		▪ Tendinitis Lig. patellae
		▪ Tendinitis Quadrizepssehne
		▪ Bursitits praepatellaris
		▪ Apophysitis
		  – Schlatter-Osgood-Krankheit
		  – Larsen-Johansson-Krankheit
		▪ symptomatische Patella bipartita
		▪ andere Traumen
		▪ Sudeck-Syndrom

„Nachgeben" im Kniegelenk („Giving-way"-Symptomatik) und unspezifische Schmerzen an der Knievorderfläche oder tief im Kniegelenk nach längerem Sitzen im Auto oder in engen Stuhlreihen zu erfragen (signe du cinéma).

Die Ursache des „Giving-way"-Gefühls ist wahrscheinlich ein durch Schmerzen reflektorisch ausgelöster Tonusverlust der das Gelenk stabilisierenden Muskulatur. Das „signe du cinéma" wird durch eine anhaltende Kompression der Kniescheibe in der interkondylären Gleitbahn erklärt.

Bei der klinischen Diagnostik dienen folgende Kriterien der Diagnosesicherung:
▪ Hyperpressionsschmerz: Schmerzauslösung durch Kompression der Patellabasis und -spitze gegen die Femurkondylen
▪ Zohlen-Zeichen: Die Patella wird nach kaudal gehalten und durch Anspannung des M. quadriceps femoris nach kranial gezogen
▪ Facettendruckschmerz: Bei gestrecktem Kniegelenk wird die Kniescheibe nach lateral bzw. medial aufgekippt und die mediale bzw. laterale Patellafacette palpiert
▪ para- bzw. retropatellare Schmerzen bei belasteter Kniebeugung
▪ Distanzgeräusch: hörbares Gelenkknarren bei aktiver Kniebewegung
▪ retropatellares Knorpelreiben bei Verschiebung der Patella gegen die Femurkondylen

▪ Fründ-Zeichen: Bei der Perkussion nach Fründ klopft der Untersucher in unterschiedlichen Flexionsgraden auf die Patella und kann so gegebenenfalls einen Schmerz auslösen
▪ Gelenkkapselverdickung und rezidivierende Ergussbildung als Ausdruck des intraartikulären Reizzustandes
▪ Muskelatrophien, insbesondere des M. vastus medialis des M. quadriceps femoris.

Bei der Chondromalacia patellae zeigt der aufgeweichte und aufgefaserte Retropatellarknorpel keine oder eine nur äußerst geringe Heilungstendenz, bedingt durch die begrenzte Proliferationspotenz der oberflächlichen teilungsfähigen Knorpelzellen und störenden Einfluss von Abbauprodukten auf die Knorpelernährung. Eine Regeneration der Knorpelläsionen ist nur bei sehr kleinen Defekten möglich. Größere Defekte vernarben allenfalls bindegewebig. Ohne frühzeitige therapeutische Intervention resultiert das Endstadium des chondropathischen und chondromalazischen Krankheitsprozesses, die Femoropatellararthrose. Der unter ständigem Druck liegende Knorpel geht zugrunde, während der randständige weniger oder nicht belastete Knorpel proliferiert und sich verdickt. Im weiteren Verlauf kommt es dann zu Verkalkungen in diesen Randbereichen und insgesamt zur Entstehung von radiologisch nachweisbaren knöchernen Ausziehungen bis hin zu blumenkohlartigen Osteophyten in den nicht belasteten Gelenkarealen.

Therapie

Ein therapeutisches Eingreifen ist bei der Chondropathia patellae nicht immer notwendig. Häufig verschwinden chondropathische Beschwerden spontan im Laufe von Monaten bis Jahren. Dennoch bedürfen einige Fälle des definitiven Einsatzes konservativer oder gar operativer Maßnahmen.

Zunächst sollte immer ein konservatives Behandlungskonzept im Vordergrund stehen.

■ **Gewichtsreduktion bei Übergewicht.** Die Gewichtsreduktion kann einerseits im Rahmen der verminderten Belastung des Femoropatellargelenks und andererseits als Mittel zur vermehrten Aktivität im Sinne eines Krafttrainings als vorteilhaft betrachtet werden.

■ **Krafttraining.** Ein gezieltes Quadrizepstraining, besonders der Pars medialis des M. quadriceps femoris (z. B. Fahrradfahren), wird empfohlen. Die selektive Trainierbarkeit des M. vastus medialis ist jedoch umstritten, nichtsdestotrotz wurden verschiedene spezifische Übungen diesbezüglich beschrieben.

Viele Studien fanden bei verschiedensten Übungen keinen Aktivitätsunterschied zwischen dem M. vastus medialis obliquus und dem M. vastus lateralis. Cerny beschreibt, dass bei terminaler Knie-Extension und Hüftinnenrotation eine vermehrte Aktivität des M. vastus medialis obliquus vorhanden ist, andere Autoren aber beschreiben dies bei Hüftaußenrotation.

Zur Verbesserung des radiologisch objektiv beurteilbaren Kongruenzwinkels hatte ein EMG-Biofeedback-Training im Vergleich zum konventionellen Krafttraining und ein geschlossenkettiges Krafttraining im Vergleich zu einem offenkettigen mehr Erfolg, wie dies Brody und Thein und Doucette und Child nachgewiesen haben.

Der effektivste Trainingsbereich für offenkettige Bewegungen (z. B. Cybex-Kraftgerät) lag nach Steinkamp et al. zwischen 60-Grad- und 90-Grad-Flexion, während er bei geschlossenkettigen Bewegungen (Beinpresse) zwischen 0- und 30 Grad liegt.

Exzentrisches Krafttraining kann zu einer schnellen Maximalkraftverbesserung und zur Reduktion von peripatellaren Schmerzen führen.

■ **Anpassung des Schuhwerks.** Schuhwerk mit flachen Absätzen oder Minusabsätzen entlastet den Streckapparat des Kniegelenks und führt häufig zur Beschwerdelinderung.

■ **Medikamente.** Orale Applikation von in den Knorpelstoffwechsel eingreifenden Mukopolysacchariden (DONA 200 S), bewirkte eine Verminderung der Einnahme nichtsteroidaler Antiphlogistika. Eine Kombination aus Grünlippmuschelextrakt, Haifischknorpel und Vitamin E (Bi-Ocean®, Fa. St. Johanser) zeigt ebenfalls erstaunlich positive Resultate in der Langzeittherapie. Hyaluronsäure (z. B. Ostenil®) intraartikulär injiziert zeigt deutliche Befindlichkeitsverbesserungen bei mehr als 70% der Patienten.

■ **Stretching.** Stretching der Knie- und Hüftmuskulatur sowie der Retinakula der Patella (Mobilisation der Patella) führt zu einem Tonusausgleich und einer Tonusverminderung der kniegelenksstabilisierenden Muskulatur und kann so den Hyperpressionsmechanismus unterbrechen.

Stretching des Tractus iliotibialis: Doucette und Goble konnten zeigen, dass Patienten, welche nach acht Wochen Therapie mittels Stretching des Tractus iliotibialis schmerzfrei waren, eine Verbesserung des Kongruenzwinkels von 6,6 Grad aufwiesen. Es konnte jedoch keine Veränderung des Q-Winkels und der Hamstringflexibilität festgestellt werden.

■ **Taping.** McConnell hat im Rahmen eines speziellen Therapieprogramms eine Tapingmethode entwickelt, um während der therapeutischen Übungen die Patella zu entlasten. Das Glide-, Tilt- und Rotationsverhalten der Patella sowie der Critical-Test bestimmen individuell die Anlage des Tapes, welcher die Rotation sowie laterale Subluxationstendenzen der Patella korrigieren soll. Weiterhin wird in dem speziellen Trainingsprogramm der Quadrizeps und insbesondere der M. vastus medialis obliquus auftrainiert. Mit dieser Methode verschwanden bei 83% und besserten sich in 8,5% der Fälle die Schmerzen nach kurzer Zeit.

Mit einem Taping konnten Bockrath et al. zwar eine 50%ige Schmerzlinderung, jedoch keine Veränderung des radiologisch bestimmten Kongruenzwinkels und der Rotation der Patella vor und nach der Therapie feststellen.

Einige andere Autoren konnten einen positiven Erfolg des Tapings der Patella beobachten.

Kowall et al. stellten jedoch in einer randomisierten Studie mit zweimal 25 Patienten mit anterioren Knieschmerzen fest, dass nach einer standardisierten Physiotherapie über acht Wochen keine signifikanten Unterschiede in der Schmerzbesserung der Gruppe mit Taping nach McConnell im Vergleich zu der Gruppe ohne bestand.

Es wurden sogar Kontraindikationen eines Tapings der Patella beschrieben. In der Initialphase des lateralen oder globalen patellaren Hyperkompressionssyndroms wird von einem Taping oder Bracing nach Wilk et al. abgeraten.

■ **Bracing.** Eine große Anzahl verschiedener Brace-Typen wird auf dem Markt angeboten. Während die einen lediglich eine kompressive Wirkung auf das Kniegelenk mit dem Effekt einer Verbesserung der Propriozeption haben, bewirken andere mit verschiedenen Mechanismen eine Rezentrierung oder Medialisierung der Patella. Die Effektivität jedoch, die Beschwerden beim anterioren Knieschmerz zu lindern, ist kontrovers. Palumbo, der eine Untersuchung bei 62 Patienten mit anteriorem Knieschmerz durchführte, beschreibt eine Besserung in 92% derjenigen Fälle, welche mit einem Brace behandelt wurden. Finestone et al. jedoch konnten bei Rekruten mit anteriorem Knieschmerz ein besseres Resultat bei Behandlung ohne Brace erreichen.

In einer anderen Studie wurden 20 Patienten mit anteriorem Knieschmerz in zwei Gruppen randomisiert, die am gleichen physiotherapeutischen Programm teilnahmen, wobei die eine ein Brace trug, die andere nicht. Beide Gruppen zeigten nach acht Wochen eine Schmerzlinderung. Die Gruppe mit Brace war jedoch in diesem Fall signifikant besser.

Hinsichtlich der Prävention eines anterioren Knieschmerzes zeigten BenGal et al. in einer prospektiven randomisierten Studie mit 60 jungen Athleten, dass die Inzidienz des AKP (anterior knee pain) mit dem Tragen eines Brace (GenuT-rain®, Fa. Bauerfeind) signifikant reduziert werden konnte. Bei einem Trainingsplan über acht Wochen mit zunehmender Belastung entwickelten 19% der Brace-Gruppe und 54% der Kontrollgruppe ein AKP.

Literatur

beim Verfasser

Gelenkerhaltende operative Verfahren

KAPITEL 5

Meniskusschaden:
Resektion – Refixation – Ersatz

R. Müller-Rath, J. Höher

Meniskusgewebe:
Biologische und biomechanische Grundlagen

Die Menisken des Kniegelenkes vermindern die auf die Knorpeloberflächen von Femur und Tibia wirkenden Kräfte und agieren als sekundäre Gelenkstabilisatoren. Im lateralen Kompartiment werden ca. 70%, im medialen Kompartiment ca. 50% der Last über die Menisken vermittelt. Die Hinterhörner tragen hierzu zwischen 50% in Streckung und 85% in 90°-Flexion bei [2]. Ermöglicht werden diese Funktionen durch die Form und Lage der Menisken, welche durch einen Ausgleich der knöchernen Inkongruenz die Kontaktfläche zwischen Femur und Tibia erhöhen. Die Menisken bewegen sich bei Flexion entsprechend des Roll-Gleit-Mechanismus zum Erhalt der Kongruenz nach dorsal und folgen ebenso einer Rotationsbewegung.

Die extrazelluläre Substanz der Menisken setzt sich aus Wasser (ca. 70%), fibrillären Strukturen (ca. 75% des Trockengewichtes Kollagen-Typ-I), Proteoglykanen und andere Proteinen zusammen [34, 70]. Diese biphasische Struktur aus flüssigen und festen Bestandteilen ermöglicht die Aufnahme und Abpufferung von axial einwirkenden Kräften. Meniskusgewebe zeigt viskoelastische Materialeigenschaften und ist aus biomechanischer Sicht inhomogen und anisotrop, d.h. die Materialeigenschaften unterscheiden sich in den verschiedenen Regionen und nach der Art der Belastungsrichtung. Es werden in Abhängigkeit der Meniskusregion und der Testanordnungen unterschiedliche Werte für die Materialeigenschaften in der Literatur beschrieben [50, 58, 59]. Man unterscheidet drei Schichten mit unterschiedlicher Kollagenfaserarchitektur. Während oberflächennah eine ungeordnete Kollagenfaseranordnung vorliegt, verlaufen diese im Kern des Meniskus zirkulär zwischen Vorder- und Hinterhorn und setzen sich hier jeweils in die ligamentären Fixationen fort.

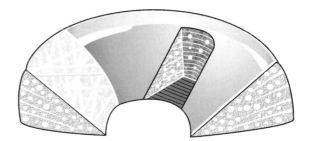

Abb. 1. Kollagenfaserverlauf im Meniskus

Dazwischen sind radiäre Verbindungsfasern angeordnet [58] (Abb. 1). Diese Kollagenfaseranordnung ermöglicht es, die unter axialer Last entstehende, den Meniskus nach außen verdrängend wirkende Kraft, in eine Zugkraft entlang der zirkulären Kollagenfasern umzuwandeln. Die extrazelluläre Matrix wird von den im Meniskus ortsständigen Zellen (Fibrochondrozyten) gebildet. Fibrochondrozyten stellen keine einheitliche Population dar. Die Zellen der oberflächlichen Schichten sind eher oval bis fusiform, während die Zellen der tieferen Zonen rund bis polygonal sind. Diese Zellen haben morphologisch eine große Ähnlichkeit mit Gelenkknorpelzellen (Chondrozyten). Im Gegensatz zu diesen exprimieren Fibrochondrozyten allerdings überwiegend Kollagen-Typ-I [39, 65].

Die Durchblutung der Menisken ist auf das periphere, kapselnahe Drittel beschränkt. Hier strahlen Gefäße ausgehend von perimeniskalen Plexus der Synovialis in das Gewebe ein. Der zentrale Teil der Menisken wird durch Diffusion ernährt.

Pathophysiologie des Meniskusschadens

Bezüglich der Ätiologie unterscheidet man degenerative und traumatische Meniskusschäden. Zwischen diesen beiden Polen existieren eine

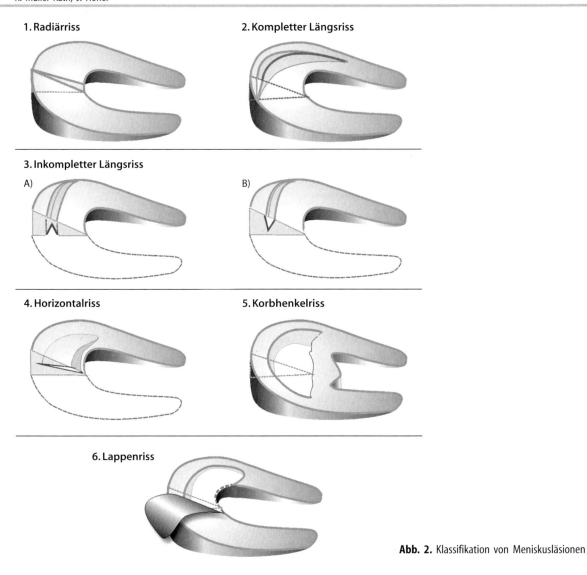

1. Radiärriss

2. Kompletter Längsriss

3. Inkompletter Längsriss

A)

B)

4. Horizontalriss

5. Korbhenkelriss

6. Lappenriss

Abb. 2. Klassifikation von Meniskusläsionen

Reihe von Übergangsformen, insbesondere Schäden infolge einer wiederkehrenden Mikrotraumatisierung und zunehmender Gewebedegeneration. Der typische Traumamechanismus einer akuten Meniskusverletzung ist die Rotationsbewegung in Kniegelenkflexion, wobei häufig auch weitere Verletzungen, wie z. B. eine vordere Kreuzbandruptur, entstehen können. In Kombination mit einer vorderen Kreuzbandruptur kommt es häufiger zu einer Verletzung des lateralen als des medialen Meniskus. Im Gegensatz dazu finden sich instabilitätsbedingte Meniskusschäden nach VKB-Ruptur vermehrt am Innenmeniskushinterhorn infolge einer Überlastung des sekundären Stabilisators. Insbesondere aus gutachterlicher Sicht ist die Frage, ob ein isolierter traumatischer Riss ohne Gewebedege-

neration entstehen kann, relevant. Dieses lässt sich allerdings anhand der Literatur weder sicher ausschließen noch eindeutig bejahen [32].

Entsprechend der Rissform werden die verschiedenen Meniskusschäden unterteilt (Abb. 2). Horizontale und komplexe Rissformen werden degenerativem Meniskusgewebe zugeschrieben. In degenerativ verändertem Meniskusgewebe wurde eine Abnahme des Kollagenanteiles und eine Zunahme von Proteoglykanen und damit ein erhöhter Wasseranteil beschrieben [70]. Kommt es im Falle eines Meniskusschadens zu einer Unterbrechung des zirkulären Kollagenfaserverlaufes, so ist das o. g. Prinzip der Lastumkehr in Zugkräfte gestört und somit die Meniskusfunktion nachhaltig gestört.

Die Koinzidenz von Meniskusschäden mit Schäden des hyalinen Gelenkknorpels wurde vielfach beschrieben [13, 24, 70]. Auch eine operative (Teil-)resektion von Meniskusgewebe hat über eine Erhöhung der femorotibialen Kontaktfläche und Krafteinleitung eine erhöhte Rate an Knorpeldefekten zur Folge [4, 14, 17, 19, 20, 68, 71]. In einer aktuellen Finite-Elemente-Analyse führte eine 60%-ige mediale Meniskusteilresektion zu einer Erhöhung des Kontaktdruckes auf den restlichen medialen Meniskus um 60% und auf das mediale Tibiaplateau um 55% [74].

Die Fähigkeit des Meniskusgewebes, diesen Folgen durch Spontanheilung entgegen zu wirken, ist stark eingeschränkt. Zwar sind Fibrochondrozyten auch unter In-vitro-Bedingungen in der Lage, sich aus ihrer Matrix zu lösen, in ein Fibringerinnsel einzuwandern und eine extrazelluläre Matrix zu produzieren. Dennoch bleibt die Spontanheilung eines Meniskusschadens zumeist aus, da nur im peripheren, vaskulären Teil über ein Hämatom als natürliche Defektmatrix diese Kaskade ablaufen kann [66, 67]. Allerdings scheint auch diese periphere „Spontanheilung" überwiegend durch Einwanderung von synovialen Fibroblasten vermittelt zu werden. Diese Zellen produzieren eine Narbe aus fibrösem Ersatzgewebe, welches unter bestimmten externen Einflüssen fibrokartilaginäre, meniskusähnliche Struktur annehmen kann [50].

Diagnostik der Meniskusläsion

Erste Hinweise auf eine Meniskusschädigung liefert die Anamnese. In der klinischen Untersuchung werden neben der üblichen Untersuchung von Bewegungsausmaß, Erguss- und Schwellungszustand verschiedene Meniskustests angewendet. Typisches Zeichen eines Meniskusschadens ist der Druckschmerz über dem jeweiligen Gelenkspalt. Darüber hinaus sind eine ganze Reihe, mit Eigennamen belegte, Tests beschrieben worden [47], ohne dass diese hier im Einzelnen rekapituliert werden sollen. Das Prinzip liegt in einer Belastung des geschädigten Meniskus, z. B. durch Außenrotation und Varusstellung in verschiedenen Flexionsgraden zur Beurteilung des Innenmeniskus. Typisches Zeichen der Einklemmung eines abgerissenen Meniskusanteiles ist die schmerzhafte Streckhemmung. Röntgenologisch werden ggf. degenerati-

ve Gelenkveränderungen dargestellt. Die Röntgenaufnahmen sollten im Stand durchgeführt werden. Ergänzend zu den Standardebenen bietet eine Aufnahme in 45°-Flexion im p.-a.-Strahlengang (Rosenberg-Aufnahme) zusätzliche Informationen über beginnende arthrotische Veränderungen. Bei unsicherer oder eingeschränkter klinischer Untersuchung ist eine Magnetresonanztomographie (MRT) indiziert. Diese bietet eine hohe Genauigkeit in der Meniskusdiagnostik. Signalveränderungen im Meniskusgewebe werden in drei Grade unterteilt [18, 46]:

- Grad 1: punktförmige Veränderung der Signalintensität = leichtgradige myxoide Degeneration/Normalbefund
- Grad 2: strichförmige Veränderung der Signalintensität, ohne dass die Ober- oder Unterfläche des Meniskus erreicht wird = hochgradige myxoide Degeneration/inkompletter Meniskusriss
- Grad 3: strichförmige Veränderung der Signalintensität mit Erreichen der Ober- oder Unterfläche des Meniskus = kompletter Meniskusriss).

Die MRT bietet außerdem die Möglichkeit, weitere für die Therapiewahl wichtige intraartikuläre Schäden, wie eine Bandläsion, ein Meniskusganglion, eine Knorpelschädigung oder ein Knochenödem, zu zeigen.

Die arthroskopische Therapie: Resektion und Refixation

Resektion

In der Regel erfolgt bei einem symptomatischen Meniskusschaden eine arthroskopische Therapie. Aufgrund der geringen Heilungskapazität des Gewebes kann der zerstörte Meniskusanteil häufig nur partiell oder subtotal reseziert werden. Die arthroskopische Innenmeniskusteilresektion ist die häufigste Operation am Kniegelenk. Um die biomechanische Funktion des Meniskus hierbei möglichst nur geringfügig zu schwächen, gilt bei der Resektion das Prinzip: „So viel wie nötig, so wenig wie möglich". Um bei der vermeintlich „einfachen" Operation der Meniskusteilresektion einen iatrogenen Schaden zu vermeiden, gilt es, die Meniskusläsion sicher

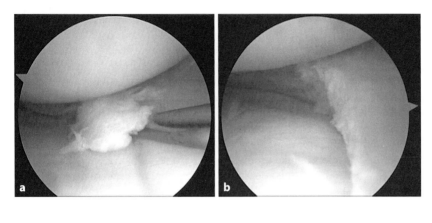

Abb. 3. Resektion eines Innenmeniskuslappenrisses. **a** Ausgangsbefund, **b** nach Resektion und Glättung der Resektionskante

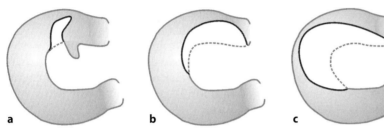

a   b   c

Abb. 4. Vorgehen bei IM-Lappenriss. **a** Ausgangsbefund, **b** empfohlene Resektion, **c** ungünstige Resektion

zu identifizieren, zu klassifizieren und das geeignete Resektionsverfahren zu wählen. Vorraussetzung für eine erfolgreiche arthroskopische Operation ist die richtige Anlage des medialen Arthroskopieportales nach obligater Sondierung der zu erreichenden Stelle mittels Kanüle in der für die Resektion geeigneten Kniegelenkstellung. Dieses gilt insbesondere für Arbeiten am Innenmeniskushinterhorn, wo der mediale Femurkondylus umgangen werden muss. Bei sehr engem medialen Kompartiment bietet sich ein dosiertes Release des medialen Kollateralbandes durch perkutanes Needling des Ansatzes an. Die Resektion erfolgt mittels Stanze (Punch) und Shaver, wobei alle resezierten, freien Anteile auch aus dem posterioren Rezessus entfernt werden sollten, um nachfolgende Resorption mit Reizung der Synovialis zu verhindern. Die Verwendung elektrothermischer Schneidewerkzeuge hat sich bisher nicht als Standard etabliert. In experimentellen Studien wurden Hitzeschäden des Gewebes bis zu 2 mm Tiefe gesehen [62].

Eine typische Läsion ist der degenerative Lappenriss an der Unterfläche des Innenmeniskus im Hinterhornbereich. Instabiles Meniskusgewebe neigt zur Einklemmung mit einer schmerzhaften Kapselreizung und birgt die Gefahr der Knorpelschädigung durch Druckspitzen auf dem hyalinen Knorpel. Oft ist der Lappenriss mit einer horizontal verlaufenden, degenerativen Gewebeveränderung der Meniskussubstanz vergesellschaft, die in ihrer Ausdehnung das gesamte Hinterhorn und das Seitenhorn betreffen und bis zur Basis an der Gelenkkapsel reichen kann. Bei diesen Rissen besteht die Indikation zur arthroskopischen Teilresektion, bei der es das Ziel ist, den instabilen Lappenriss und das degenerative Gewebe bis zu einem stabilen Rand zu resezieren (Abb. 3). Die Unversehrtheit des peripheren Randes ist für die Funktion des Meniskus nach einer Teilresektion unabdingbar für eine günstige Langzeitprognose des Gelenkknorpels. Aus klinischer Sicht ist die radikale Resektion im Seitenhorn für die Langzeitprognose des Kniegelenkknorpels deutlich schlechter als eine radikale Resektion im Hinterhorn und sollte daher vermieden werden (Abb. 4). Bei Horizontalrissen wird in der Regel der tibiale Anteil reseziert.

Am Außenmeniskus überwiegen im Gegensatz zur Medialseite Radiärrisse. Bei degenerativen Rissen, die nicht refixiert werden können, ist eine sparsame Resektion indiziert. Bei der Operation muss beachtet werden, dass vor dem Popliteusschlitz ein ausreichend großer Gewebesteg erhalten wird, um die Funktion des Restmeniskus zu gewährleisten. Ein Verlust des Meniskussteges vor der Popliteussehne führt zu einem funktionellen Verlust des gesamten Meniskus, da die übrigen Meniskusteile luxieren und der Kraftfluss im Gewebe unterbrochen wird.

Das Vorgehen bei Läsionen, die im MRT eine Signalveränderung Grad 2 im Sinne einer fortgeschrittenen myxoiden Degeneration (s.o.) zeigen, ist noch nicht geklärt. Falls die Symptomatik auf diese Meniskusveränderung zurück geht, kann ein perkutanes Meniskusneedling durchgeführt werden. Weitere Empfehlung umfassen die Teilresektion und die Refixation mit oder ohne Debridement [10].

Refixation

Heutzutage gilt die Regel, dass jeder Meniskusriss, der potentiell heilbar ist, refixiert werden sollte, um die o.g. negativen Folgen einer Meniskusentfernung zu vermeiden. Da die Indikation zur Refixation oft erst intraoperativ gestellt wird, sollte jeder arthroskopisch tätige Operateur die Technik der Meniskusrefixation beherrschen. Es wird geschätzt, dass ca. 10% aller Meniskusrisse refixiert werden könnten. Nach einer deutschen Multicenterstudie mit mehr als 45 000 Kniegelenkarthroskopien erfolgt eine Meniskusrefixation aber nur in ca. 3,2% aller Fälle [60]. Vorraussetzung für eine erfolgreiche Rekonstruktion ist eine biologische Kompetenz des Gewebes zur Heilung. Als Indikationen zur Refixation gelten somit insbesondere Meniskusschäden in der kapselnahen, durchbluteten (rot-roten) Zone sowie der (rot-weißen) Übergangszone zum zentralen, avaskulären Meniskusanteil. Im arthroskopischen Blick entsprechen die peripheren 3 mm vor der meniskosynovialen Grenze dem vaskularisierten und die Zone zwischen 3 und 5 mm dem partiell vaskularisierten Teil [33]. Wenige Studien beschreiben bisher die Meniskusrefixation über diese Indikationsgrenze hinaus auch im avaskulären Teil [51]. Der zentrale, zu refixierende Anteil sollte intakt und das Gewebe nicht wesentlich degeneriert sein. Am besten eignet sich für eine Refixation der basisnahe, instabile, vertikale Längsriss im Hinterhorn. Bei Radiärrissen kann bei guter Gewebequalität versucht werden, diesen mittels Horizontalnaht zu rekonstruieren. Prinzipiell werden die Indikation zur Naht bei jungen Patienten weiter gestellt und die Möglichkeiten zur biologischen Stimulation intensiver genutzt.

Für eine erfolgreiche Refixation sind folgende OP-Schritte unbedingt einzuhalten:

- Evaluation mit Tasthaken und Prüfung der Indikation
- Debridement und Anfrischen der Rissflächen
- Ggf. biologische Gewebestimulation durch perkutanes Needling der Meniskusbasis oder Implantation eines Fibringerinnsels, welches aus dem Blut des Patienten gewonnen wird [51]
- systematische Refixation mit anatomiegerechtem Verschluss des Rissspaltes
- Ggf. Zusatzinzision und Knüpfen der Fäden auf der Außenseite der Gelenkkapsel.

Für die Refixation stehen unterschiedliche Techniken zur Verfügung. In den 80er Jahren wurden arthroskopisch assistierte Nahttechniken eingeführt, bei der Fäden von gelenkseitig (inside-out) oder von der Gelenkaußenseite (outside-in) durch den Meniskus und die Gelenkapsel gestochen werden und damit der Riss verschlossen werden kann. Als Fadenmaterial wird zur Meniskusnaht überwiegend resorbierbares PDS der Stärke 2-0 oder 0 eingesetzt. Manche Operateure empfehlen nicht-resorbierbare Fäden [8]. Bezüglich der Nahtanlage werden vertikale von horizontalen Nähten unterschieden. Die vorgenannten Nahttechniken erfordern in allen Fällen eine Zusatzinzision an der Außenseite des Gelenks, um die Fäden über der Gelenkkapsel knüpfen zu können. Insbesondere für der Inside-out-Technik sind in der Literatur Nervenläsionen beschrieben worden, die zu therapieresistenten Schmerzsyndromen führen können. Besonders der N. saphenus und dessen R. infrapatellaris sind auf der Medialseite sowie der N. peroneus auf der Außenseite des Gelenks gefährdet. Mit geeigneten Instrumenten kann eine Naht unter Vermeidung dieser Risiken auch komplett intraartikulär (all-inside) erfolgen. Diese Nahttechnik ist jedoch in seiner ursprünglichen Technik sehr anspruchsvoll. Eine aktuelle Entwicklung stellt ein komplett implantatfreies All-inside-Nahtsystem (Meniskus Viper®) dar. Dieses Gerät ermöglicht durch den vorgelegten Faden, welcher durch den Meniskus hindurch transportiert wird, in Verbindung mit einer speziellen Knüpftechnik die Anlage eine Vertikalnaht mit guten Ergebnissen in der biomechanischen Prüfung [12].

Seit den 90er Jahren werden verschiedene bioresorbierbare Implantate angeboten, mit denen der Meniskus in einer All-inside-Technik mit Ankern, Klammern, Schrauben oder Pfeilen verschlossen werden kann. Der Vorteil dieser Implantate liegt in einer deutlich verkürzten OP-Zeit und dem Verzicht auf eine Zusatzinzisi-

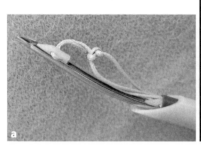 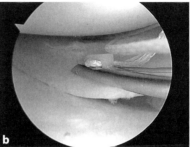 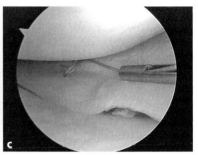

Abb. 5. All-inside-Meniskusrefixation eines vertikalen Innenmeniskuslängsrisses. **a** Nahtinstrument (FastFix®), **b** Vorschieben des Instrumentes zur anschließenden Meniskusdurchstechung, **c** nach Anlage einer Vertikalnaht Vorschieben des vorgelegten Knotens

on und damit einem verminderten Risiko der Nervenläsion. Die anfängliche Euphorie in der Anwendung dieser Techniken ist aufgrund von Berichten über Knorpelschäden, Fremdkörperreaktionen und Implantatdislokationen [61] einem zunehmend kritischeren Einsatz gewichen. Verwendung finden die Implantate weiterhin im Bereich der Hinterhörner in Kombination mit klassischen Nahttechniken der pars intermedia im Sinne einer Hybridfixation.

Seit einigen Jahren werden kombinierte Nahtsysteme angeboten, bei denen Implantate mit Nahtmaterialien kombiniert werden. Diese Nahtsysteme sind ebenfalls all-inside implantierbar, vermeiden die o.g. Nachteile eines starren Implantates und zeigen sich im Vergleich zu diesen in den bisherigen biomechanischen Tests überlegen [31, 72]. Ein Beispiel eines kombinierten Nahtsystems ist der FasT-Fix® (Fa. Smith & Nephew. Bei diesem Instrument handelt es sich um 2 auf einer Kanüle vorgeladene resorbierbare Plättchen, welche durch einen Faden mit vorgelegtem Rutschknoten verbunden sind. Der Meniskus und die Kapsel werden im Sinne einer Horizontal- oder Vertikalnaht durchstochen und jeweils ein Plättchen hinter jedem Durchstich abgeladen, welches sich dort über der Kapsel verkippt. Anschließend wird der Faden gespannt und über den Rutschknoten fixiert. Hierdurch erfolgt die Rissadaptation (Abb. 5)

Die Erfolgsrate nach Meniskusrefixierung wurde überwiegend in retrospektiven Studien erfasst und variiert über die verschiedenen Fixationstechniken und Indikationen hinweg zwischen 50% und 98% [61]. Die Heilung des Gewebes läuft über eine Narbenbildung mit sekundärem fibrokartilagenärem Remodeling ab. Tierexperimentell wurde nach 12 Wochen eine Reisskraft im heilenden Meniskusriss von 80% der Gegenseite gesehen [28].

Es wurden eine Reihe von Untersuchungen zur Biomechanik von Meniskusrefixationssystemen an humanen oder tierischen Kadavermenisken durchgeführt [9, 40, 48, 49]. Hierbei wurden bei vertikalen Längsrissen jeweils Zugkräfte parallel zum Fixationssystem angelegt, durch welche die Rissenden voneinander entfernt werden, um die Ausreisskraft der Techniken zu überprüfen. In diesen Testanordnungen erreichten Nähte und Naht-Implantat-Systeme gegenüber resorbierbaren Implantaten bessere Werte. Vertikalnähte wurden als stabilste Fixationsform identifiziert. In einer aktuellen biomechanischen Studie wurde jedoch gesehen, dass Horizontalnähte Scherkräften besser als Vertikalnähte widerstehen können [73]. Aktuelle Studien weisen darauf hin, dass unter axialer Belastung in einem Längsriss nur geringe Kräfte wirken und bei einem Längsriss eine Kompression der Rupturenden erfolgt [42]. Es ist daher fraglich, ob die bisher gewählte klassische Versuchsanordnungen mit Anlage einer Zugkraft für die Beurteilung von Refixationssystemen geeignet sind. Ob hieraus Konsequenzen für die Nachbehandlung gezogen werden können, ist noch nicht geklärt.

Eine Standardempfehlung zur Nachbehandlung nach chirurgischen Eingriffen am Meniskus fehlt bisher. Nach einer Meniskusresektion ist eine zügige Rückkehr zur Vollbelastung bei freiem Bewegungsausmaß möglich. Im Anschluss an eine Refixation kann die axiale Vollbelastung ebenfalls frühzeitig freigegeben werden. Hingegen ist eine Belastung in Flexion für die ersten 6 Wochen zu vermeiden. Innerhalb dieser Zeit wird das Bewegungsausmaß zumeist auf 0-0-90° limitiert oder graduell gesteigert. Eine Rückkehr in sportliche Belastung ist nach 4–6 Monaten möglich.

Meniskusersatz: Aktueller Stand

Um die negativen Folgen einer (sub-)totalen Meniskusresektion für das Kniegelenk zu verhindern, wurden unterschiedliche Techniken zum Meniskusersatz entwickelt.

Permanente synthetische Prothesen aus Teflon oder Dacron zeigten im Tierversuch unbefriedigende Ergebnisse [35]. Verschiedene autologe Gewebe wurden tierexperimentell und klinisch als Meniskusersatz verwendet (Tabelle 1), wobei sich jedoch keine dieser Techniken im klinischen Alltag bewährt hat.

Eine weitere Möglichkeit stellt die Transplantation von Spendermenisken dar (allogener Meniskusersatz). Fremdmenisken können entweder als frische Explantate transplantiert oder müssen durch Kältekonservierung (Kryokonservierung) oder Tieffrieren haltbar gemacht werden. Der Prozess der Konservierung kann jedoch zu einer Veränderung der biochemischen und biomechanischen Qualität des transplantierten Gewebes führen [7, 25, 30]. Durch Tieffrieren haltbar gemachte Meniskustransplantate enthalten zum Zeitpunkt der Implantation keine lebenden Zellen. Aus der angrenzenden Synovialis wird die azelluläre Transplantatmatrix zellulär repopularisiert [6, 44]. Nach 3 Monaten ähneln diese Zellen normalen Meniskuszellen. Die zelluläre Invasion ist verbunden mit einem Remodeling der Matrixstruktur unter Auflösung der normalen Kollagenarchitektur in den oberflächlichen Schichten. Auch kryokonservierte allogene Transplantate, die nach Konservierung noch über einen Anteil von 10–30% lebenden Zellen verfügen, unterliegen nach Implantation einem Remodeling wobei Jackson et al. zeigten, dass die gesamten Spenderzellen innerhalb von 4 Wochen durch Zellen des Empfängers ersetzt werden [26]. Der Nutzen eines Frischtransplantates mit hoher initialer Zellzahl ist vor dem Hintergrund erhöhter Kosten, Logistik und

Kontaminationsgefahr nicht belegt [43]. Prinzipiell besteht bei allen nicht sterilisierten Transplantaten, insbesondere bei Frischtransplantaten, das Risiko einer Übertragung von Krankheitserregern sowie das Risiko einer immunologischen Reaktion [23, 30]. Ein weiteres Problem der allogenen Transplantation ist die Dimensionierung. Ein nicht passgerechter Spendermeniskus kann den biomechanischen Anforderungen nicht gerecht werden und führt eher zu einer Verstärkung der Verschleißprozesse. In postoperativen MRT-Kontrollen nach Transplantation allogener, kältekonservierter Menisken wurde eine regelmäßige Tendenz zur Transplantatschrumpfung dokumentiert [53]. Dennoch führen Allotransplantate zu einer Reduktion der auf den Knorpel wirkenden Lasten im Vergleich zu einer Meniskektomie [3]. Verschiedene Operationstechniken wurden für den allogenen Meniskusersatz beschrieben. Neben der Frage des Zuganges (arthroskopisch vs. offen) unterscheiden sich die Techniken in der jeweiligen Transplantatfixation. Eine sicher kapsuläre Fixation ist Vorraussetzung für die Transplantateinheilung, Revaskularisierung und Repopularisierung. Bei der tibialen Fixation werden die knöcherne Fixation über am Transplantat anhängige Knochenblöcke oder eine weichteilige Fixation durch entsprechende Nähte an die Ligamente bzw. über transtibiale Bohrkanäle beschrieben [21, 43] (Abb. 6). Als Indikation für den allogenen Meniskusersatz wird der symptomatische Zustand nach Meniskektomie im Sinne einer beginnenden Postmeniskektomiearthrose bei einem jungen Patienten mit stabilen oder stabilisierbaren Kniegelenkverhältnissen insbesondere im lateralen Kompartiment gesehen. Klinische Studien zeigen, dass durch die Transplantation eine Schmerzreduktion erreicht werden kann und die Patienten funktionell profitieren [15, 16, 43, 63, 64, 69]. Die Meniskustransplantation wurde zwar in Deutschland in den 80er Jahren entwickelt, spielt aber klinisch in Deutschland derzeit, im Gegensatz zu den USA, nur eine untergeordnete Rolle, da Spendermenisken in Deutschland nicht verfügbar sind. Während die peri- und postoperative Morbidität gering sind, steht der Beweis, dass durch den Einsatz eines allogenen Transplantates die Knorpeloberflächen dauerhaft vor degenerativen Veränderungen geschützt werden, noch aus [64].

Eine Alternative zum allogenen Meniskusersatz stellt ein Teilersatz durch ein kollagenes Meniskusimplantat (CMI®) dar. Hierbei handelt

Tabelle 1. Meniskusersatz mit autologem Gewebe: Klinische Studien [22, 27, 29, 36]

Autor	Autologes Gewebe
Milachowski (1990)	Hoffa'scher Fettkörper
Kohn (1993)	Quadrizepssehne
Goble (1999)	Quadrizepssehne
Johnson (2000)	Semitendinosussehne, Patellarsehne

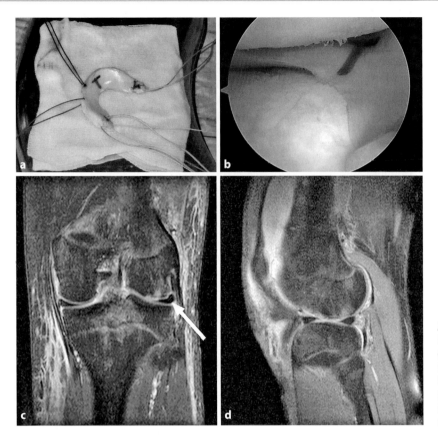

Abb. 6. Implantation eines lateralen Meniskusallografts. **a** Präparation des Spendermeniskus, **b** Spendermeniskus nach Einbringen in das Gelenk, **c** postoperatives MRT: Allograft im lateralen Kompartment (Pfeil), coronare Schicht, **d** postoperatives MRT: sagittale Schicht

es sich um eine langsam degradierbare poröse Matrix, welche aus bovinem Kollagen-Typ-1 und Glykosaminoglykanen besteht [54–57]. Zur Implantation ist ein Meniskusrest von mindestens 20% mit intakter Meniskusaufhängung notwendig. Das Kollagengerüst wird mit der verbliebenen Meniskusbasis vernäht. Nach Vorbereitung des Empfängerbettes, Größenbestimmung und Zuschnitt des Transplantates wird dieses über eine Applikationshülse eingeführt. Anschließend erfolgt eine Nahtfixation inside-out mit posteromedialer Zusatzinzision. Mit geeigneten Instrumenten ist die Implantation auch rein arthroskopisch möglich.

Die CMI® -Matrix wurde zunächst in vitro getestet und dann am Schwein und Hund eingesetzt. Nach Implantation wird die azelluläre Matrix von Zellen besiedelt und unterliegt einem Remodeling. Im Hundemodell (n = 24, 12 Monate follow-up) wurde ein Meniskusregenerat in 63% und eine Einheilung in 67% der Fälle beobachtet. Histologisch war das faserknorpelige Meniskusregenerat nach 12 Monaten dem normalen Meniskusgewebe ähnlich. Die eingewanderten Zellen synthetisierten zunehmend nor-

male Mengen an Proteoglykanen. Ein signifikanter Unterschied im Erscheinungsbild der Knorpeloberflächen konnte zwischen den Gruppen (Kollagenimplantat versus Meniskektomie) allerdings nicht beobachtet werden. Biomechanische Daten zu den Materialeigenschaften oder der Fixationsstabilität sind bisher nicht veröffentlicht. Die bisherigen Daten der klinischen Anwendung zeigen positive histologische, klinische und radiologische Ergebnisse über ein follow up von nunmehr 5,8 Jahren [41, 45, 52]. Eine kontrollierte, randomisierte Multizenterstudie in den USA mit über 300 Patienten (eine Gruppe: CMI®, eine Gruppe: partielle Meniskusresektionon) ist kürzlich abgeschlossen worden. Deren endgültige Auswertung steht noch aus.

Zukunftsperspektiven auf dem Gebiet des Tissue engineering

Im allgemeinen Sinne wird auf diesem Forschungsfeld die Herstellung eines Gewebeersatzes durch die Kombination von einem Matrixgerüst, Zellen und spezifischen Stimuli verfolgt [1, 5, 11, 37, 58]. Bei der Bildung eines solchen Zell-Matrix-Konstruktes werden zwei unterschiedliche Ansätze verfolgt:

1. Implantation eines azellulären Matrixgerüstes, welches nach Implantation in das Gelenk von Zellen besiedelt wird und einem entsprechenden Remodeling zu dem gewünschten Zielgewebe unterliegen soll. Dieses entspricht dem o. g. Prinzip des CMI®.
2. Besiedelung eines Matrixgerüstes in vitro mit spezifischen Zellen, ggf. unter Zuhilfenahme externer Stimuli vor der Implantation, um das Zielgewebe bereits im Labor möglichst genau zu kopieren und somit das intraartikuläre Remodeling gering zu halten (Tissue engineering im engeren Sinne).

Des Weiteren muss zwischen einem Vollersatz und dem in den meisten Studien bisher gewählten Ansatz einer Reparatur unterschiedlich großer Meniskusdefekte unterschieden werden.

Als Matrixmaterialien sind bisher synthetische resorbierbare Polymere oder natürliche Materialien (Kollagen, Dünndarmsubmukosa) verwendet worden. Neben den Fibrochondrozyten des Meniskus sind auch artikuläre Chondrozyten sowie mesenchymale Stammzellen zum Tissue engineering von Meniskusgewebe zur Matrixbesiedelung heran gezogen worden. Murphy et al. beschreiben den Ansatz einer reinen Zelltherapie durch die intrartikuläre Injektion von kultivierten, autologen mesenchymalen Stammzellen in Kniegelenke von Ziegen zur Heilung von Meniskusdefekten [38]. Externe Stimuli können entweder auf die Zellen oder auf das gesamte Zell-Matrix-Konstrukt wirken. Insbesondere die Exposition der Zellen gegenüber Wachstumsfaktoren einschließlich gentechnischer Verfahren und einer gezielten Mechanostimulation in sog. Bioreaktoren werden hierbei verfolgt.

Aus diesem Gebiet werden in den kommenden Jahren weitere Einflüsse auf die Techniken des Meniskusrekonstruktion und Heilung erwartet. Die Schwierigkeit in der Entwicklung eines kompletten Meniskusimplantates mithilfe des Tissue engineering resultiert aus dem Spannungsfeld zwischen Biologie und Biomechanik. Hier liegt der Schwerpunkt auf der Entwicklung eines Matrixgerüstes, welches sowohl einfach, homogen und stabil zellulär besiedelt werden kann und andererseits nach Implantation den hohen mechanischen Anforderungen gerecht wird [5, 37].

Literatur

1. Adams SB, Randolph MA, Gill TJ (2005) Tissue engineering for meniscus repair. J Knee Surg 18:25–30
2. Ahmed AM, Burke DI (1983) In vitro measurement of static pressure distribution in synovial joints. Part I: Tibial surface of the knee. J Biomech 105:216–225
3. Alhaki MM, Hull ML, Howell SM (2000) Contact mechanics of the medial tibial plateau of an implantation of a medial meniscal allograft. Am J Sports Med 23:370–375
4. Allen PR, Denham RA, Swan AV (1984) Late degenerative changes after meniscectomy. Factors affecting the knee after operation. J Bone Joint Surg 66B:121–128
5. Arnoczky SP (1999) Building a meniscus. Clin Orthop 367:244–253
6. Arnoczky SP, DiCarlo EF, Og'Brien SJ, Warren RF (1992) Cellular repopulation of deep-frozen meniscal autografts: An experimental study in the dog. Arthroscopy 8:428–436
7. Arnoczky SP, Warren RF, McDevitt CA (1990) Meniscal replacement using a cryopreserverd allograft. Clin Orthop 252:121 127
8. Barrett GR, Richardson K, Ruff CG, Jones A (1997) The effect of suture type on meniscus repair. Am J Knee Surg 10:2–9
9. Becker R, Stärke C, Heymann M, Nebelung W (2002) Biomechanical properties under cyclic loading of seven meniscus repair techniques. Clin Orthop 400:236–245
10. Biedert RM (2000) Treatment of intrasubstance meniscal lesions: a randomized prospective study of four different methods. Knee Surg Sports Traumatol Arthrosc 8:104–108
11. Buma P, Ramrattan NN, van Tienen TG, Veth RPH (2005) Tissue engineering meniscus. Biomaterials 25:1523–1532
12. Chang HC, Nyland J, Caborn DNM, Burden R (2005) Biomechanical evaluation of meniscal repair systems. Am J Sports Med 33:1846–1852
13. Christoforakis J, Pradhan R, Sanchez-Ballester J, Hunt N, Strachan RK (2005) Is there an association between articular cartilage changes and degenerative meniscus tears? Arthroscopy 21:1366–1369
14. Cicuttini FM, Forbes A, Yunyuan W, Rush G, Stuckley SL (2002) Rate of knee cartilage loss after partial meniscectomy. J Rheumatol 39:1954–1956
15. Cole BJ, Carter RT, Rodeo SA (2003) Allograft meniscal transplantation: Background, techniques, and results. AAAO Instr Course Lect 52:383–396
16. Cole BJ, Dennis MG, Lee SJ, Nho SJ, Kalsi RS, Hayden JK, Verma NN (2006) Prospective evaluation of meniscus allograft transplantation. Am J Sports Med 13:1–9
17. Cox JS, Nye CE, Schaefer WW (1975) The degenerative effects of partial and total resection of the medial meniscus in the dogs knees. Clin Orthop 109:178–183

18. Dilon EH, Pope CF, Jokl P, Lynch K (1990) The clinical significance of stage 2 abnormalities on magnetic resonance knee images. Magn Reson Imaging 8:411–415

19. Elliott DM, Guilak F, Vail TP, Wang JY, Setton LA (1999) Tensile properties of articular cartilage are altered by meniscectomy in a canine model of osteoarthritis. J Orthop Res 17:503–508

20. Fukuda Y, Takai S, Yoshino N, Murase K, Tsutsumi S, Ikeuchi K, Hirasawa Y (2000) Impact load transmission of the knee joint-influence of leg alignment and the role of meniscus and articular cartilage. Clin Biomech 15:516–521

21. Fukushima K, Adachi N, Lee JY, Martinek V, Urquhart M, Ryu J, Fu FH (2004) Meniscus allograft transplantation using posterior peripheral suture technique: a preliminary follow-up study. J Orthop Sci 9:235–241

22. Goble EM, Kohn D, Verdonk R, Kane SM (1999) Meniscal substitutes – human experience. Scand J Med Sci Sports 9:146–157

23. Hamlet W, Liu SH, Yang R (1997) Destruction of a cryopreserved meniscal allograft: a case for acute rejection. Arthroscopy 13:517–521

24. Hunter DJ, Zhang YQ, Niu JB, Tu X, Amin S, Clancy M, Guermazi A, Grigorian M, Gale D, Felson DT (2006) The association of meniscal pathologic change with cartilage loss in symptomatic knee osteoarthritis. Arthritis Rheum 54:795–801

25. Jackson DW, McDevitt CA, Simon TM, Arnoczky SP, Atwell EA (1992) Meniscal transplantation using fresh and cryopreserved allografts. An experimental study in goats. Am J Sports Med 20:644–656

26. Jackson DW, Whelan J, Simon TM (1993) Cell survival after transplantation of fresh meniscal allograft – DNA probe analysis in a goat modal. Am J Sports Med 21:540–550

27. Johnson LL, Feagin JA (2000) Autogenous tendon graft substitution for absent knee joint meniscus: a pilot study. Arthroscopy 16:191–196

28. Kawai (1989) Meniscal suture. An experimental study in the dog. Clin Orthop 243:286–293

29. Kohn D (1993) Autograft meniscus replacement: experimental and clinical results. Knee Surg Sports Traumatol Arthrosc 1:123–125

30. Kohn D (1994) Meniskusersatz. Orthopäde 23:164–170

31. Kotsovolos ES, Hantes ME, Mastrokalos DS, Lorbach O, Paessler HH (2006) Results of all-inside meniscal repair with the FasT-Fix meniscal repair system. Arthroscopy 22:3–9

32. Mazzotti I, Hein FM, Castro WHM (2002) Der isolierte traumatische Meniskusriss: Gibt es neue Erkenntnisse? Versicherungsmedizin; 54:172–175

33. McCarthy EC, Marx RG, DeHaven K (2002) Meniscus repair. Clin Orthop 402:102–134

34. McDevitt CA, Webber RJ (1990) The ultrastructure and biochemistry of meniscal cartilage Clin Orthrop 252:8–18

35. Messner K (1994) The concept of a permanent synthetic meniscus prosthesis: a critical discussion after 5 years of experimental investigations using dacron and teflon implants. Biomaterials 15:243–250

36. Milachowski KA, Kohn D, Wirth CJ (1990) Meniscus replacement using Hoffa's infrapatellar fat body – initial clinical results. Unfallchirurgie 16, 4:190–195

37. Müller-Rath R, Mumme T, Miltner O, Andereya S, Schneider U (2004) Meniscus replacement: current concepts in the field of tissue engineering. Z Orthop 142:540–545

38. Murphy JM, Fink DJ, Hunziker EB, Barry FP (2003) Stem cell therapy in a caprine model of osteoarthritis. Arthritis Rheum 48:3464–3474

39. Nakata K, Shino K, Hamada M, Mae, T, Miyama T, Shinjo H, Horibe S, Tada K, Ochi T, Yoshikawa H (2001) Human meniscus cell – Characterization of the primary culture and use for tissue engineering. Clin Orthop 391:208–218

40. Rankin CC, Lintner DM, Noble PC, Paravic V, Greer E (2002) A biomechanical analysis of meniscal repair techniques. Am J Sports Med 30:492–497

41. Reguzzoni M, Manelli A, Ronga M, Raspatani M, Grassi F (2005) Histology and ultrastructure of a tissue-engineered collagen meniscus before and after transplantation. J Biomed Mater Res 74:808–816

42. Richards DP, Barber FA, Herbert MA (2005) Compressive loads in longitudinal meniscus tears: A biomechanical study in porcine knees. Arthroscopy 21:1452–1456

43. Rijk P (2004) Meniscus allograft transplantation. Part I: Background, results, graft selection and preservation, and surgical considerations. Arthroscopy 20:728–743

44. Rodeo SA, Seneviratne A, Suzuki, Wickiewicz TL, Warren RF (2000) Histological analysis of human meniscal allografts. A preliminary study. J Bone Joint Surg 82A: 071–1082

45. Rodkey WG, Steadman JR, Li ST (1999) A clinical study of collagen meniscus implants to restore the injured meniscus. Clin Orthop 367:281–292

46. Rubin DA (1997) MR imaging of the knee menisci. Radiol Clin North Am 35:21–44

47. Rupp S, Seil R, Kohn D (2002) Meniskusläsion. Orthopäde 31:812–831

48. Seil R, Kohn D (2001) Meniskusreskonstruktion. Unfallchirurg 4:274–287

49. Seil R, Rupp S, Jurecka C, Rein R, Kohn D (2001) Der Einfluss verschiedener Nahtstärken auf das Verhalten von Meniskusnähten unter zyklischer Zugbelastung. Unfallchirurg 5:392–398

50. Setton LA, Guilak F, Hsu EW, Vail TP (1999) Biomechanical factors in tissue engineered meniscal repair. Clin Orthop 367:254–272

51. Sgaglione N (2005) Meniscus repair update: current concepts and new techniques. Orthopedics 28:280–286

52. Steadman JR, Rodkey WG (2005) Tissue engineered collagen meniscus implants: 5–6 year feasability study results. Arthroscopy 21:515–525

53. Stollsteimer GT, Shelton WR, Dukes A, Bomboy AL (2000) Meniscal allograft transplantation: a 1- to 5-

year follow-up of 22 patients. Arthroscopy 16:343–347

54. Stone KR (1996) Meniscus replacement. Clin Sports Med 15:557–571

55. Stone KR, Rodkey WG, Webber R, McKinney L, Steadman RJ (1992) Meniscal regeneration with copolymeric collagen scaffolds. In vitro an in vivo studies evaluated clinically, histologically and biochemically. Am J Sports Med 20:104–111

56. Stone KR, Rodkey WG, Webber RJ, McKinney L, Steadman RJ (1990) Future directions. Collagen-based prosthesis for meniscal regeneration. Clin Orthop 252:129–135

57. Stone KR, Steadman JR, Rodkey WG, Li ST (1997) Regeneration of meniscal cartilage with use of a collagen scaffold. Analysis of preliminary data. J Bone Joint Surg 79A:1770–1777

58. Sweigart MA, Athanasiou KA (2001) Toward tissue engineering of the knee meniscus. Tissue Engineering 7:111–129

59. Sweigart MA, Zhnu CF, Burt DM, DeHoll PD, Agrawal, Clanton TO, Athanasiou KA (2004) Intraspecies and interspecies comparison of the compressive properties of the medial meniscus. Ann Biomed Eng 32:1569–1579

60. Tiling T (1992) Ergebnisse der Kniegelenksarthroskopie-Dokumentation. Arthroskopie 5:157–169

61. Tingart M, Jöher J, Bouillon B, Tiling T (2001) Meniskusrefixierung: Faden oder Anker. Unfallchirurg 104:507–512

62. Vangsness CT, Polousky JD, Parkinson AB, Hedman TP (2003) Radiofrequency thermal effects on the human meniscus. Am J Sports Med 31:253–495

63. Verdonk PC, Verstraete KL, Almquist KF, De Cuyper K, Veys EM, Verbruggen G, Verdonk R (2006) Meniscal allograft transplantation: long-term clinical results with radiological and magnetic resonance imagaging correlations. Knee Surg Sports Traumatol Arthrosc 7:1–13

64. Verdonk R (2002) Meniscal transplantation. Acta Orthop Belg 68:118–127

65. Webber RJ (1990) In vitro culture of meniscal tissue. Clin Orthop 252:114–120

66. Webber RJ, Harris MG, Hough AJ (1985) Cell culture of rabbit meniscal fibrochondrocytes: Proliferative and synthetic response to growth factors and ascorbat. J Orthop Res 3:36–42

67. Webber RJ, York JL, Vanderschilden JL, Hough A (1989) An organ culture model for assaying wound repair of the fibrocartilaginous knee joint meniscus. Am J Sports Med 17:393–400

68. Wilson W, von Rietbergen B, van Donkelaar CC, Huiskes R (2003) Pathways of load-induced cartilage damage causing cartilage degeneration in the knee after meniscectomy. Journal Biomech 36:845–851

69. Wirth CJ, Peters G, Milachowski KA, Weismeier KG, Kohn D (2002) Long-term results of meniscal allograft transplantation. Am J Sports Med 30:174–181

70. Wojtys EM, Chan DB (2005) Meniscus structure and function. Instr Course Lect 54:323–330

71. Wyland DJ, Guilak F, Elliot DM, Setton LA, Vail TP (2002) Chondropathy after meniscal tear or partial meniscectomy in a canine model. J Orthop Res 20:996–1002

72. Zantop T, Eggers AK, Weimann A, Hassenpflug J, Petersen W (2004) Initial fixation strength of flexible all-inside meniscus suture anchors in comparison to conventional suture technique and rigid anchors: biomechanical evaluation of new meniscus refixation systems. Am J Sports Med 32:863–869

73. Zantop T, Temming K, Weimann A, Eggers AK, Raschke MJ, Petersen W (2006) Elongation and structural properties of meniscal repair using suture techniques in distraction and shear force scenarios: biomechanical evaluation using a cyclic loading protocol. Am J Sports Med 34:799–805

74. Zilinska B, Donahue Tl (2006) 3D finite element model of meniscectomy changes in joint contact behavior. J Biomech Eng 128:115–123

KAPITEL 6

Langzeitresultate der Osteochondrosis dissecans des Kniegelenkes

J. W.-P. Michael, A. Wurth, P. Eysel, D. P. König

Einleitung

Die Osteochondrosis dissecans (OD) ist eine aseptische Demarkierung eines Knorpel-/Knochenfragmentes, welche vorwiegend im Bereich konvexer Gelenkflächen auftritt. Überwiegender Manifestationsort bei bislang ungeklärter Ätiologie ist das Kniegelenk [1]. Das Krankheitsbild wurde erstmalig 1870 durch Paget beschrieben [25]. Des Weiteren befasste sich F. König [20] speziell mit dieser Krankheit, die er als Osteochondrosis dissecans bezeichnete [3, 20]. Die maximale Inzidenz wird für das 2. Dezennium mit 30/100 000 bei männlichen bzw. 20/100 000 bei Frauen angegeben [6].

Ein möglicher Erklärungsansatz findet sich in einem gehäuften Auftreten von Fehlstellungen im Sinne einer Varus- oder Valgusdeformität [24, 27]. Dieses konnte durch spannungsoptische Analysen und Druckmessungen an den Gelenkflächen herausgefunden werden [8]. Eine traumatische Genese wird ebenso gesehen [23].

Die OD betrifft überwiegend Kinder und junge Erwachsene mit einer Altersverteilung zwischen 10 und 40 Jahren. Bläsius [4] fand in 41% der Fälle ein Auftreten einer OD zwischen 11–20 Jahren. Eine ähnliche Verteilung konnten Imhoff et al. nachweisen [18]. Die Symptomatik ist relativ unspezifisch. In einigen Fällen kann diese sogar symptomlos verlaufen. Eine mögliche Beschwerdezunahme ist durch die Dissektion des Herdes bei instabilem Corpus liberum oder durch eine daraus entstehende Arthrose bedingt [9, 17]. Die Diagnose muss radiologisch, computer-, kernspintomographisch oder mittels Szintigraphie gestellt werden [12, 18, 23]. Mit der Arthroskopie besteht zudem die Möglichkeit zur direkten Einsicht der anatomischen Strukturen mit der Option, eine sofortige Therapie einzuleiten [29].

Es stehen verschiedene Therapieverfahren zur Verfügung, wobei die Indikationen abhängig sind von den Beschwerden, dem klinischen Befund, Größe und Lokalisation des Herdes und dem Alter und Anspruch des Patienten. Meistens wird die operative Therapie als Mittel der Wahl im Adoleszenten- und Erwachsenenalter bevorzugt eingesetzt. Die Ablösung des Dissekates stellt eine absolute OP-Indikation dar. Langfristig soll die Arthrose verhindert respektive vermindert werden [3, 7, 11, 14]. Die Nachbehandlung wird ebenso wie die operativen Maßnahmen in der Literatur unterschiedlich gestaltet. War früher die Immobilisation als Therapie der Wahl angesehen, so verfolgt man heute eine frühfunktionelle Nachbehandlung [11, 18, 28].

Material und Methode

Zwischen den Jahren 1958 und 1976 wurden an der orthopädischen Klinik der Universität Köln 148 Patienten wegen einer OD am Kniegelenk operiert. Ergebnisse liegen von 57 ermittelbaren Patienten vor, welche einen Fragebogen und eine schriftliche Einladung zur Nachuntersuchung erhielten. 12 Patienten füllten den Fragebogen aus, 26 Patienten konnten letztlich nach diesem langen Zeitraum klinisch und radiologisch nachuntersucht werden. Von diesen waren 20 männlichen und 6 weiblichen Geschlechts. Bei den Patienten, die nur den Fragebogen beantwortet hatten, waren es 8 Männer und 4 Frauen.

Die Lokalisation der OD ergab folgende Aufteilung (Tabelle 1).

Tabelle 1. Lokalisation der OD

Lokalisation	Rechts	Links	Gesamt
■ Anzahl Patienten	19	19	39
■ Medialer Condylus	16	13	29
■ Lateraler Condylus	3	6	9

Tabelle 2. Präoperative Stadien der OD nach Rodegerdts und Gleißner

■ Stadium 0	Normal
■ Stadium 1	Schlummerstadium
■ Stadium 2	Aufhellung
■ Stadium 3	Sklerosesaum
■ Stadium 4	Nicht gelöstes Dissekat
■ Stadium 5	Freies Dissekat

Tabelle 3. Durchgeführte operative Maßnahmen

	OP-Verfahren	Absolut	%
0	Herdanbohrung nach Beck/Pride	0	0
1	Dissekatrefixation	3	11,5
2	Dissekatrefixation mit ME	2	7,7
3	Subchondrale Spongiosplastik	2	7,7
4	Dissekatexstirpation	19	73,1
Gesamt		26	100

Das Alter zum Zeitpunkt des Auftretens der OD der Patienten erstreckte sich von 15–42 Jahren. Das Erkrankungsalter bei den Frauen lag im Mittel bei 22 Jahren, die männlichen Patienten erkrankten im Mittel mit 24 Jahren. Im Rahmen der Nachuntersuchung war der jüngste Patient 40 Jahre alt, dagegen der älteste 77 Jahre.

Die Zeit zwischen OP und Nachuntersuchung lag im Mittel bei 28 Jahren (22–38). Präoperativ wurde die OD nach Rodegerdts und Gleichner [20] anhand der Stadien 0–5 klassifiziert (Tabelle 2).

Die zur Anwendung gekommenen operativen Verfahren sind in Tabelle 3 aufgeführt.

Die schriftliche Erhebung erfasste Schmerzen, postoperative Nachbehandlung bzw. Belastbarkeit, Funktion, Beweglichkeit, Hilfsmittel sowie eine persönliche Einschätzung. Im Rahmen der klinischen Untersuchung wurden die Befunde der betroffenen als auch der kontralateralen Extremität erhoben. Zur Verifizierung der klinischen Befunden und der subjektiven Einschätzung wurden Röntgen-Aufnahmen angefertigt und nach dem Score von Kannus [21] (Tabelle 4) ausgewertet. Dieser Score wurde angewandt, um eine differenzierte radiologische Auswertung über den Zustand des Kniegelenkes durchzuführen. Besonderer Schwerpunkt lag hierbei in der Entstehung der Arthrose.

Die klinische Evaluation erfolgte mit dem Score nach Brückl [22] (Tabelle 5), bei dem zu 43% subjektive und zu 57% objektive Kriterien berücksichtigt werden, wurde zusätzlich benutzt.

Ergebnisse

Bei der Mittelung der qualitativen und quantitativen Angaben ergab sich, dass in 56% (n = 14) der nachuntersuchten Patienten keine bis leichte Schmerzen bei starker Belastung zu finden waren. 8 der nachuntersuchten Patienten (31%) zeigten starke Schmerzen bei alltäglichen Belastungen (Tabelle 6).

16 Patienten zeigten ein gutes bis sehr gutes Ergebnis hinsichtlich der subjektiven Einschätzung. 3 Patienten gaben die Note befriedigend, und 7 Patienten empfanden den heutigen Zustand des Kniegelenkes als schlecht.

Die präoperativen Stadien der OD konnten in die Klassifikation nach Rodegerdts und Gleißner gruppiert werden (Tabelle 7).

Die radiologische Auswertung nach dem Score von Kannus zeigt die Tabelle 8. Mit Hilfe des klinischen Scores nach Brückl zeigten 4 Patienten ein sehr gutes Ergebnis (Tabelle 9).

Diskussion

Zahlreiche Studien zeigen Ergebnisse bis zu 5 Jahren postoperativ [28]. Nur wenige berichten über wirkliche Langzeitresultate bei operativ behandelter OD von mindestens 10 Jahren. Einen Beobachtungszeitraum von 10–15 Jahren liefern weitere Arbeitsgruppen [12, 13, 15, 18, 22]. Eine Langzeitstudie von Anderson [2] schließt einen Zeitraum von 2–20 Jahren ein. Die längste postoperative Nachuntersuchung erfolgte in einer Studie von Havulinna [16] nach 10–34 Jahren. In unserer Arbeit erfolgte im Median nach 28 Jahren (22–38) postoperativ eine Nachuntersuchung der OD. In einer multizentrischen Studie der Europäischen Gesellschaft für Kinderorthopädie bei 798 Fällen betrug das Verhältnis 2:1 [11, 22], was sich auch mit unseren Ergebnissen deckt. Eine eindeutige Seitendifferenz konnte von uns nicht festgestellt werden. In der Literatur wird häufiger das Auftreten am rechten Kniegelenk beschrieben [28]. Imhoff [18] berichtet in 17% über einen beidseitigen Befall. Das überwiegende Vorkommen am medialen Femurkondylus deckt sich ebenfalls mit unseren

Tabelle 4. Score nach Kannus

■ **Osteophytes**	1. Med. femoral condyle, 2. Med. tibial condyle, 3. Lat. femoral condyle, 4. Lat. tibial condyle, 5. Med. tibial eminence, 6. Lat. tibial eminence, 7. Patella	
	for each	
	– no osteophyte formation	3
	– small (1–3 mm) osteophytes	2
	– moderate (4–6 mm)	1
	– large (>6 mm)	0
	Maximum 7 × 3 =	21
■ **Subcondral sclerosis**	1–4, 7	
	– no subchondral sclerosis	3
	– mild sclerosis (area involved <1/3)	2
	– moderate (area involved between 1/3–2/3)	1
	– severe (area involved >2/3)	0
	Maximum 5 × 3 =	15
■ **Flattening of femoral condyles**	1. Medial, 2. Lateral	
	– no flattening of femoral condyle	3
	– mild flattening	2
	– moderate	1
	– severe	0
	Maximum 2 × 3 =	6
■ **Subchondral Cysts**	– no subchondral cyst formation	6
	– small amount of cyst formation (random cyst just visible)	4
	– moderate (clearly visible cyst in most of the subcondral area)	2
	– severe (large cysts in every subchondral area)	0
■ **Ligament calcification**	1–5, 6. Fibula	
	for each	
	– no ligament calcification	3
	– mild calcification	2
	– moderate	1
	– severe (large calcified area around the ligament)	0
	Maximum 6 × 3 =	18
■ **Narrowing of joint spaces**	1. Medial tibiofemoral space, 2. Lateral tibiofemoral space	
	For each: the point score is the measurement in mm	
	– normal with no obliteration	12
	– narrowed by 50%	6
	– more than 50%	3
	– obliterated	0
	Maximum 2 × 12 =	24
■ **Angular deformation**	1. Valgus, 2. Varus	
	For each: the point score is the degreee measurement	
	– normal angulation	10
	– valgus or mild varus deformity	5
	– severe varus deformation	0
	Maximum	10

Bewertung: Sehr gut (100 Punkte), gut (95–99 Punkte), ausreichend (90–94 Punkte), schlecht (< 90 Punkte)

Tabelle 5. Score nach Brückl

■ **Schmerzen**	Keine Schmerzen	0
	Leichte Schmerzen bei starker Belastung	1
	Starke Schmerzen bei erhebl. Belastung	2
	Ruheschmerz oder Schmerzen bei normaler Belastung	3
■ **Belastbarkeit**	Uneingeschränkte Belastbarkeit	0
	Starke sportliche oder berufliche Belastung nicht möglich	1
	Leichter Sport oder berufliche Belastung nicht mehr möglich	2
	Kürzeres Gehen oder längeres Stehen unmöglich	3
■ **Kniegelenkbeugung**	Freie Beugung	0
	Beugungseinschränkung ab 130°	1
	Beugungseinschränkung ab 100°	2
	Beugungseinschränkung unter 100°	3
■ **Kniegelenkstreckung**	Freie Überstreckung	0
	Keine Überstreckung	1
	Streckdefizit < 10°	2
	Streckdefizit > 10°	3
■ **Sonstiges**	Keine sonstigen Befunde	0
	Leichte Muskelatrophie, gelegentlich Ergüsse, etc.	1
	Schwere Muskelatrophie, Dauerschwellung, etc.	2

Beurteilung: sehr gut (0–1 Punkte), gut (2 3 Punkte), ausreichend (4–5 Punkte), schlecht (>6 Punkte)

Tabelle 6. Schmerzen am operierten Kniegelenk

	NU (%)	US (%)	Gesamt (%)
■ Keine Schmerzen	3 (25)	3 (12)	6 (16)
■ Leichte Schmerzen bei starker Belastung	2 (17)	11 (42)	13 (34)
■ Starke Schmerzen bei alltägl. Belastung	4 (33)	8 (31)	12 (32)
■ Starke Schmerzen/ Ruheschmerzen	3 (25)	4 (15)	7 (18)
■ Gesamt	12 (100)	26 (100)	38 (100)

NU: nicht-untersuchte Patienten, Angaben aus Fragebogen;
US: untersuchte Patienten

Tabelle 8. Score nach Kannus

Ergebnisse	OD-Knie	%	Kontra-lateral	%
100 Pkt. = sehr gut	0	0	2	8,33
95–99 Pkt. = gut	2	8	14	58,33
90–94 Pkt. = ausreichend	8	32	3	12,5
< 90 Pkt. = schlecht	15	60	5	20,83
Gesamt	25	100	24	100

Tabelle 7. Verteilungsmuster der OD-Stadien

	OD-Stadium	Absolut	%
■ Stadium 0	Normal	0	0
■ Stadium 1	Schlummerstadium	0	0
■ Stadium 2	Aufhellung	2	8
■ Stadium 3	Sklerosesaum	0	0
■ Stadium 4	Nicht gelöstes Dissekat	6	24
■ Stadium 5	Freies Dissekat	17	68
■ Gesamt		25	100

Tabelle 9. Score nach Brückl

Beurteilung	Absolut	%
0–1 Pkt. = sehr gut	4	15,38
2–3 Pkt. = gut	5	19,23
4–5 Pkt. = ausreichend	8	30,77
> 6 Pkt. = schlecht	9	34,62
Gesamt	26	100

Ergebnissen [6, 8, 9, 11, 13, 18, 24]. Ob es sich um eine Fehlstellung bereits im Kindesalter gehandelt hat, konnte auch durch eine exakte Befragung nicht eruiert werden. In der Literatur hingegen werden Fehlstellungen angegeben [27]. Es ließ sich nach Durchsicht der Literatur keine vergleichende Studie finden, welche Patienten mit einer OD nach 28 Jahren auf die Entwicklung einer Gonarthrose hin untersucht haben. Ein wichtiges Beurteilungskriterium für den Erfolg eines OP-Verfahrens ist die Inzidenz der Arthroseentwicklung. Viele Autoren stellten erhebliche bessere Ergebnisse bei Kindern und Jugendlichen fest, wohingegen der Verlauf bei Erwachsenen auffällig häufig in eine Arthrose mündete [1, 5, 11, 18]. In einer Studie von 1992 zeigte Imhoff [18] einen signifikanten Unterschied in der Gruppe der unter 16-jährigen und der Gruppe der über 16-jährigen, unabhängig vom Stadium der OD bei Diagnosestellung oder der Lokalisation und Größe des Dissekates. In der Auswertung nach Kannus [19] zeigte sich, dass kein Patient 100% erreichte. Aus der Nachuntersuchung lässt sich schließen, dass in 92% eine radiologisch nachweisbare Arthrose nach 28 Jahren zu finden ist. Im Vergleich mit anderen Untersuchungen lag die Arthroseentwicklung bei unseren Patienten deutlich höher. Dies ist dadurch zu erklären, dass der von uns verwendete Score nach Kannus sehr differenziert ist. Funke [13] konnte ein ausgezeichnetes Ergebnis in 81% dokumentieren. Gleiches berichtet Dexel [11] in einer Studie aus dem Jahr 1979 bei 89% nach 20 Jahren. Ähnliche Ergebnisse ergeben weitere Studien [6–9]. Ein direkter Vergleich der Arthroseentwicklung vom operierten zum nicht-operierten Knie konnte in der aktuellen Literatur nicht gefunden werden. Unsere Untersuchung zeigte, dass im Vergleich zur betroffenen Seite das kontralaterale Knie in über 60% ein sehr gutes bis gutes Ergebnis in der radiologischen Auswertung gefunden werden. Dieses untermauert die Ergebnisse der retrospektiven Langzeituntersuchung von Linden [21].

Schlussfolgerung

Die von uns durchgeführte Langzeit-Nachuntersuchung der operativen Behandlung der OD zeigt im Vergleich zu den Angaben in der Literatur zum Teil deutlich schlechtere Ergebnisse. So fanden wir bei den operierten Fällen ein sehr

gutes bis gutes klinisches Ergebnis bei nur 35%, demgegenüber steht ein gemitteltes klinisches Ergebnis von 71% aus der entsprechenden Literatur. Die Arthroserate liegt bei unserem Kollektiv mit 92% sehr hoch. Im Vergleich mit der aktuellen Literatur liegt die Arthroserate dort bei 42%. Hierbei müssen jedoch die kürzere Beobachtungszeit und die Verwendung der klinischen und radiologischen Scores in der vergleichenden Literatur berücksichtigt werden. Es bleibt abzuwarten, ob diese Erkenntnisse eine Verbesserung der operativen Behandlung der OD bewirken, und inwieweit die klinischen Resultate die Arthroseneigung positiv beeinflussen werden.

Literatur

1. Aichroth P (1971) Osteochondritis dissecans of the knee. JBJS 53B 3:440–447
2. Anderson AF, Pagnani MJ (1997) Osteochondritis dissecans of the femoral condyles: long-term results of excision of the fragment. Am Orthop Society for Sports Medicine Volume 25(6):830–834
3. Bandi W (1978) Zur Pathogenese der Osteochondrosis dissecans. Unfallheilkunde 81:295–298
4. Bläsius K, Greschniok A (1986) Zur Ätiologie und Pathogenese der Osteochondrosis dissecans des Kniegelenkes. Z Orthop 12:650–654
5. Brückl R, Rosemeyer B, Thiermann G (1982) Behandlungsergebnisse der Osteochondrosis dissecans des Kniegelenkes bei Jugendlichen. Z Orthop 120:717–724
6. Bruns J, Klima H (1993) Osteochondrosis dissecans genus und Sport. Sportverletzung-Sportschaden 7:68–72
7. Bruns J, Klima H, Rosenbach B, Lüssenhop S (1993) Langzeitergebnisse nach der Klebung von osteochondralen Fragmenten bei der Osteochondrosis dissecans. Langenbecks Arch Chir 378:166–169
8. Bruns J (1996) Osteochondrosis dissecans, Pathogenese, Diagnose und Therapie. Enke, Band 64, Stuttgart
9. Bruns J (1997) Osteochondrosis dissecans. Der Orthopäde 26:573–584
10. Dexel M, Jehle U (1979) Osteochondrosis dissecans, 10- und Mehrjahresergebnisse. Der Orthopäde 8:120–126
11. Dexel M, Jehle U (1981) Resultate der operativen Behandlung der Osteochondrosis dissecans am Kniegelenk. Der Orthopäde 10:87–91
12. Federico DJ, Lynch JK, Jokl P (1990) Osteochondritis dissecans of the knee: a historical review of etiology and treatment. Arthroscopy 6:190–197
13. Funke E, Munzinger U, Marty M, Drobny T (1994) Operative Langzeitresultate der Osteochondrosis

dissecans des Kniegelenkes bei Jugendlichen unter 16 Jahren. Z Unfallchirurg Vers Med Band 87(3):178–185

14. Gillespie HS, Day B (1979) Bone Peg fixation in the treatment of osteochondritis dissecans of the knee joint. Clin Orthop 143:125–130

15. Gurtner P, Lauber P, Bamert P (1990) Langzeitresultate bei operativ behandelter Osteochondrosis dissecans am Kniegelenk, Langzeitresultate in der Orthopädie. Enke, Alfred M Debrunner, S 271–280

16. Havulinna J, Jokio P, Lindholm TS, Viljanen V, Savilahti S (1995) Long term results of smillie pin fixation of osteochondritis dissecans in the femoral condyles. Ann Chir Et Gyn 84:71–80

17. Hughston JH, Hergenroeder PT (1984) Osteochondritis dissecans of the femoral condyles. JBJS 66A 9:1340–1347

18. Imhoff A, Minotte O, Schreiber A (1992) 15 Jahresresultate nach konservativer und operativer Behandlung der Osteochondrosis dissecans am Kniegelenk. Arthroskopie 5:10–18

19. Kannus P, Järvinen M, Paakkala T (1988) A radiological scoring scale for evaluation of post-traumatic osteoarthritis after knee ligament injuries. Int Orthop 12:291–297

20. König F (1888) Über freie Körper in den Gelenken. Dtsch Z Chir 27:90–109

21. Linden B (1976) The incidence of osteochondritis dissecans in the condyles of the femur. Acta orthop Scand 47:664–667

22. Messner K, Maletius W (1996) The long-term prognosis for severe damage to weight-bearing cartilage in the knee. Acta Orthop Scand 67(2):165–168

23. Milgram J (1978) Radiological and pathological manifestations of osteochondritis dissecans of the distal femur. Radiology 126:305–311

24. Mohing W (1960) Die Osteochondrosis dissecans des Kniegelenkes. Ätiologie, Pathogenese, Klinik und Therapie – unter besonderer Berücksichtigung ihrer Bedeutung als präarthrotischer Gelenkschaden. Z Orthop 92:543–560

25. Paget J (1870) On the production of some of the loose bodies in the joints. St Bartholomews Hosp Rep 6:1–4

26. Rodegerdts U, Gleißner S (1979) Langzeiterfahrungen mit der operativen Therapie der Osteochondrosis dissecans des Kniegelenkes. Orthop Praxis 8:612–622

27. Smillie IS (1957) Treatment of osteochondritis dissecans. JBJS 39B 2:248–260

28. Venbrocks R, Albrecht T (1992) Ergebnisse der konservativen und operativen Therapie der Osteochondrosis dissecans des Kniegelenkes. Arthroskopie 5:6–9

29. Wirth T, Rauch G (1992) Die Bedeutung der Arthroskopie für die Differentialtherapie der Osteochondrosis dissecans des Kniegelenkes im Vergleich zur Röntgendiagnostik. Arthroskopie 5:2–5

Unikondyläre Endoprothesen

KAPITEL 7

Die unikondyläre Schlittenprothese

K. Buckup

Einleitung

Die Erfolge der unikondylären Schlittenprothese werden sehr unterschiedlich beurteilt. Laskin (1978) schrieb, dass er in Zukunft keine Marmor-Prothese medialseitig implantieren werde, da sie zu häufig tibial einsinken würde. Hingegen fand er die Resultate bei lateral implantierten Schlittenprothesen gut. Chátain et al. (2004) berichten über 54 Revisionen von unikondylären Schlittenprothesen nach einer durchschnittlichen Standzeit von 4 Jahren. Waren bei Laskin schlechtes Prothesendesign und operationstechnisches Vorgehen die Hauptgründe für das Versagen der unikondylären Schlittenprothese, so müssen in dem Artikel von Chátain falsche Indikationen (Zustand nach Tibiakopfosteotomie, rheumatoide Arthritis) und technische Implantationsfehler wie starke Achsenüber- oder -unterkorrektur als Hauptursachen für die frühzeitigen Revisionen angesehen werden. Änderungen von Material und Prothesendesign mit Weiterentwicklung des Instrumentariums sowie klar definierte Operationsindikationen ergeben inzwischen gute Langzeitergebnisse. Revisionsfreie Standzeiten von über 10 Jahren in mehr als 90% der Fälle werden beschrieben (Cartier 1996, Murray 1998, Berger 1999, Buckup 2005). Die Standzeiten von uni- und bikondylären Prothesen sind vergleichbar gut (Murray 1998). Mit Erhalt beider Kreuzbänder ist bei den unikondylären Kniesystemen gegenüber den bikondylären Knieprothesen eine bessere Propriozeption und physiologische Kinematik zu erzielen. Die postoperative Infektionsrate ist niedriger und die Gesamtkosten sind geringer. Robertsson und Brogquist (1999) verglichen etwa 15 000 Totalendoprothesen mit 10 000 unikondylären Knieprothesen. Berücksichtigt wurden dabei Implantatkosten, Hospitalisationszeit und Reoperationsraten. Trotz deutlich erhöhter Wechselraten kam die unikondylären Kniesysteme lediglich auf 57% der Kosten von Totalendoprothesen.

Mit dem Fortschritt der minimal-invasiven Operationstechniken befassen sich auch zunehmend Untersuchungen. Wurden Schlittenprothesen bisher über eine große Standardarthrotomie operiert, so lässt sich heute ein unikondyläres Kniesystem auch minimal-invasiv implantieren. (Repicci 1999). Minimal-invasives Vorgehen heißt, unikondyläre Kniesysteme über eine kurzstreckige Hautinzision und Arthrotomie, ohne Inzision der Quadrizepssehne sowie ohne Dislokation und Eversion der Patella mit sparsamen Knochenresektionen zu implantieren. Eine Reihe von Autoren (Repicci 1999, Price 2001, Romanowski 2004, Müller 2004, Buckup 2006) konnten zeigen, dass sich mit der minimal-invasiven Implantation von unikondylären Kniesystemen die klinischen Ergebnisse verbessern lassen, ohne dabei die Kriterien für eine korrekte technische Implantation zu vernachlässigen.

Geschichte

Die unikondylären Schlittenprothesen wurden zur Behandlung der monokompartimentären medialen und lateralen Arthrose entwickelt. Das Konzept des unikompartimentären Gelenkersatzes wurde erstmals durch McKeever und Elliot 1952 vorgeschlagen. Sie entwickelten eine unikondyläre Tibiaplateauprothese aus Metall mit einer tibialen Verankerungsnut. Weitere Designentwicklungen des achslosen Kniegelenkteilersatzes gehen auf McIntosh aus Toronto im Jahre 1954 zurück. Er verwendete ein aus Vitallium gefertigtes Implantat mit unterschiedlichen Stärken, mit dem nur der tibiale Defekt ersetzt wurde. Die Femurkondyle blieb ebenfalls unbehandelt. Das Konzept dieser Prothese war es, ein freies Gleiten des Implantates zwischen Femur und Tibia zu ermöglichen. Nicht selten kam es aber zu Luxationen dieser Metallteile mit manchmal trotzdem passablem Erfolg. In

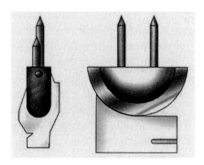

Abb. 1. Schematische Darstellung des „Polycentric Knee" nach Guston. Über einen tibialen schienenförmig gemuldeten Block aus Polyäthylen gleitet eine halbkreisförmige femural implantierte Metallscheibe

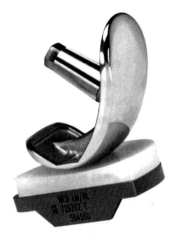

Abb. 2. Unikondylärer Oberflächenersatz – metal backed (Accuris System)

jüngster Zeit wurde diese Spacer-Idee neu aufgelegt. Diese neue Generation besteht aus einer speziell geformten Metallscheibe, die beweglich zwischen Femur und Tibia eingebracht wird (sog. Unispacer) (Hallock 2005).

Eine Weiterentwicklung – das Polycentric Knee – wurde 1968 von Gunston vorgestellt (Abb. 1).

Das Prinzip der Schienenführung wurde durch die Weiterentwicklung von Engelbrecht verlassen. Er entwickelte einen Metallschlitten, der im Bereich der Femurkondyle implantiert wurde. Durch das punktuelle Aufsetzen der Metallschlittenkufe auf einen tibialen Polyäthylenblock konnten die natürlicherweise im Kniegelenk vorkommenden Bewegungen, insbesondere die Schlussrotation nachgeahmt werden.

Eine Weiterentwicklung der St.-Georg-Prothese wurde von Marmor im Jahre 1972 in den USA vorgenommen. Er entwickelte ein Modell, bei dem verschiedene Plateaustärken zur Verfügung standen. Tönnis aus Dortmund entwickelte dieses Modell weiter.

Zurzeit existiert eine Vielzahl unterschiedlicher unikondylärer Schlittenprothesen. Eine Vielzahl von Studien zeigt, dass die Langzeitergebnisse denen der Totalendoprothese entsprechen. Die Mehrzahl der Studien beschreibt eine Überlebenszeit der unikondylären Schlittenprothese nach 10 Jahren von ca. 90% mit einer ansteigenden Revisionsrate danach.

Die erstmals von Repicci 1991 beschriebene minimale Implantation von unikondylären Schlittenprothesen führte zu einer erneuten Weiterentwicklung unikondylärer Schlittenprothesensysteme.

Prothesendesign

In den letzten 10 Jahren haben sich die unikondylären Kniesysteme stetig gewandelt.

Die optimale Beschichtung für den Oberflächenersatz der tibialen Komponente ist weiterhin das Polyäthylen mit einer Lebenserwartung von bis zu 15 Jahren. Die Lebenserwartung des Implantats wird letztendlich unter anderem durch den Abrieb und die nachfolgenden Osteolysen bestimmt. Durch die Erkenntnisse des sog. Kaltflusses „cold flow" oder „cold creep" bei der Analyse von Fehlschlägen von unikondylären Prothesen Anfang der 80er Jahre konnte die Mindest-PE-Höhe auf 9 mm festgelegt werden. Der Kaltfluss bewirkt über die Zeit eine allmähliche Ausdehnung des tibialen Implantats und beeinträchtigt damit die Qualität der molekularen Vernetzung und demnach den Abriebwiderstand des Polyäthylens. Goodfellow und O'Connor schlugen bereits 1978 vor, das Polyäthylen mit einem zirkumferenten Metallring zu versehen, um eine Ausdehnung des Implantats über die Jahre zu vermindern. Mit der Einführung der „metal-backed"-Prothesen konnten späterhin dann neue Erkenntnisse gewonnen werden (Abb. 2). Um den Knochenverlust nach Möglichkeit gering zu halten, kamen „metal-backed"-Prothesen mit einer Gesamthöhe von 7 mm zum Einsatz. Dieses entspricht einer PE-Höhe von nur 4 mm bei einer Metalldicke von 3 mm. Auch bei diesen Komponenten zeigen sich nur unzureichend Abriebeigenschaften. Die Untersuchung von Bartel et al. (1985) legen nahe, dass bei „metal-backed"-Prothesen eine PE-Mindesthöhe von 6 mm angestrebt werden soll. Für Romagnoli bieten „metal-backed"- und Vollpolyäthylen-Implantate beide jeweils einige Nachteile. Bei zementierten Implantaten aus Polyäthylen werden die Belastungen auf ein kleinesAreal übertragen. Es wird jedoch das Elastizitätsmodul respektiert. Mechanisch ist bei Vollpolyäthylen-Implantaten eine Dicke von 8 mm Minimum für Implantate ohne Verankerungselemente notwendig. Auf diese Weise müssen Osteotomie und Knochenverlust größer sein als der Gelenkdefekt. „Metal-backed"-Implantate bieten ein großes Areal für die Lastübertragung, allerdings bei einer Diskrepanz der Elastizitätsmodule. Dabei bleibt jedoch zu berücksichtigen, dass mit dem „metal-backed"-Prinzip und einer zu fordernden Polyäthylendicke von mindestens 6–8 mm die Gesamttibiakomponentendicke 8–10 mm beträgt und damit wohl etwas mehr Knochen reseziert werden muss, als wenn man ausschließlich ein Vollpolyäthylendesign verwendet.

Eine Möglichkeit die tibiofemurale Kontaktfläche zu erhöhen und die Roll-/Gleitkinematik zu simulieren, ist die Verwendung von mobilen Tibiaimplantaten. Das dieses kinematische Verhalten auch in situ umgesetzt wird und nicht nur eine theoretische konzeptionelle Überlegung darstellt, konnte in fluoreszenzfotometrischen Untersuchungen nachgewiesen werden. Die Idee, die Polyäthylenkomponente nicht fixiert auf dem Tibiaplateau zu verankern, sondern sie dem „Mobile-Bearing"-Prinzip folgend unfixiert als Gleitpartner zwischen metallischer Femur- und Tibiakomponente zu lagern, geht auf J. W. Goodfellow (1978) zurück. Zwischenzeitlich liegen mit diesem Prothesentyp sehr gute Langzeitergebnisse vor. Murray et al. (1998) berichteten von einer Überlebensrate von 98% nach 10 Jahren. Damit liegen die Ergebnisse dieser mobilen Gleitpaarungsphilosophie eindeutig über den von monokondylären Prothesentypen mit sog. Fix-Plateaus. Jedoch muss bezüglich der „Mobile-Bearing"-Prothesen kritisch angemerkt werden, dass bei mobiler Polyäthylenkomponentenlagerung deren Dislokationsrisiko steigt (Lewold 1995).

Auch der rückseitige Abrieb zum Metallimplantat hin wird als erhöhtes Risiko beschrieben. Falls bei einer Prothese mit mobilem Meniskus ein linearer Abrieb auftritt, ist der volumetrische Abrieb sogar ausgeprägter als beim fixierten Plateau. Aufgrund der Bandsituation lateral ist die Indikation für eine laterale Schlittenprothese mit dem „Mobile-Bearing"-System nicht möglich wegen einer erhöhten Luxations-

gefahr des mobilen Meniskus. In neueren Statistiken werden vornehmlich „metal-backed"-Systeme nach Vollpolyäthylen- und „Mobile-Bearing"-Implantaten verwendet.

Die mediale und laterale Femurkondyle sind in der Frontalebene unterschiedlich konfiguriert. Die Designgrundlagen für die femuralen Implantate haben sich nicht drastisch geändert. Sie entsprechen generell einer idealisierten Kondylenform. Betrachtet man das Kniegelenk in der Frontalebene, so kann durch die optimale Positionierung mit regelrechten Alignements beider Implantate ein flächiger, tibiofemuraler Kontaktbereich erzielt werden. Wird die Femurkomponente – wie es häufig anatomisch erforderlich scheint – leicht geneigt implantiert, so vermeidet die größere posteriore Querkrümmung einen ungünstigen Kantenlauf auf dem Polyäthylen. Anatomisch geformte Kondylenimplantate werden zur besseren Überdeckung der Femurkondylen von verschiedenen Firmen angeboten.

Nach Meinung vieler Autoren ist die Verwendung eines femuralen Verankerungszapfens von großer Bedeutung für die Stabilität des Implantates, während ein Tibiazapfen bei einigen Modellen nur optional zur Verfügung steht. Einige Designer verzichten völlig auf den tibialen Verankerungszapfen bei den Vollpolyäthylenimplantaten und setzen vollständig auf die Onlay-Technik. Bei monokondylären Kniegelenkersatz gilt die Zementierung der Implantate als der „Golden Standard". Femural kann unter Umständen eine zementfreie Implantationstechnik gerechtfertigt sein, wenn einerseits das Prothesendesign mit zusätzlichen Verankerungszapfen, respektive einer Oberflächenbeschichtung versehen ist und andererseits aber gleichzeitig bei der Präparation des femuralen Implantatlagers, vergleichbar zum bikondylären Ersatz, der subchondrale Knochen entfernt und die Fixation in den spongiösen Knochen erfolgt.

Durch die Resektion des biologisch guten und für die Lastübertragung wichtigen subchondral stabilen Knochens wird mehr Knochensubstanz geopfert, als dies mit der zementierten Verankerungstechnik notwendig ist. Hodge (1992) und Knight (1997) stellten fest, dass gerade bei Fixation der femuralen Komponente in den spongiösen Knochen mit einer erhöhten Lockerungsrate und einem größeren Verlust an „bone-stock" in der Lockerungssituation zu rechnen ist.

Eine Reihe von Autoren implantiert das Tibiaplateau über eine Inlay-Technik (Repicci

1999). Die Inlay-Technik setzt ein Vorhandensein einer subchondralen Sklerose voraus. Das Prinzip der Verankerung besteht in einem formschlüssigen Ring, ähnlich einer Plombe bei einem Zahnarzt, welche auf eine subchondrale Sklerose gestützt ist, um somit ein Einsinken zu vermeiden. Das Onlay-Prinzip basiert auf einer Abstützung im Bereich der Kortikalis, sodass eine ausreichend große Komponente gewählt werden kann (Jerosch 2005).

Anatomie/Kinematik

Die Kniegelenksarthrose kann entweder eines der femuro-tibialen Kompartimente oder beide betreffen. Gründe für das Entstehen und Fortschreiten einer unikondylären Kniegelenksarthrose sind meist mechanischer Natur in Form von Achsenabweichungen, Bandlaxität, Meniskusdefekten oder traumatischen Schäden. Untersuchungen konnten zeigen, dass eine abnorme Lastverteilung auf der Gelenkoberfläche frühe degenerative Veränderungen des normalen Kniegelenkknorpels verursacht. Während des dynamischen Gangzyklus verlagern sich die Druckbelastungen quer durch das Knie vom medialen zum lateralen Plateau und umgekehrt. Bei einer normalen Gelenkausrichtung verläuft der resultierende Belastungsvektor nahe an dem geometrischen Zentrum des Knies. Bei einer Varusdeformität verlagert sich der Belastungsvektor zu dem medialen Kompartiment hin. Entsprechend trägt bei einer Valgusdeformität das laterale Kompartiment die größte Belastung.

Ein negativer prognostischer Faktor für die Unikompartimentarthrose ist das Ausmaß der Verschiebung des resultierenden Belastungsvektors vom geometrischen Zentrum des Kniegelenks weg. Dennoch sind die Last- und Druckkräfte im Kniegelenk während Stand (statische Belastung) und Gang (dynamische Belastung) nicht nur durch die femuro-tibialen Winkel (diaphysär und metaphysär), sondern auch durch den Abstand vom Gravitationszentrum des Körpers, die darauf einwirkenden Kräfte und auch durch das Kniegelenkszentrum definiert. Romagnoli spricht in diesem Zusammenhang von einer sog. rotatorischen Arthrose des Kniegelenks. Diese entwickelt sich dann, wenn ausgeprägte Deformitäten (angeboren/erworben) und Defekte (Zustand nach umfassender Resektion des Innen- oder Außenmeniskus) vorliegen.

Der Haupteffekt der Arthrose auf das varische Knie ist eine betonte horizontale Bewegung des medialen Femurkondylus in Richtung der medialen Kniebegrenzung bei Flexion/Extension. Als eine Konsequenz daraus resultiert in der koronaren Ebene eine Mehrbelastung des medialen Kompartiments zum Rand des medialen Tibiaplateaus hin. Dadurch werden die an dem Tibiarand befestigten Strukturen – medialer Meniskus, Gelenkkapsel und die medialen Kniebeuger – in die Erkrankung mit einbezogen und tragen zu dem Fortschreiten des Knorpelschadens bei. Die Arthrose wird weiterhin durch eine extreme Tibiatorsion bei gestrecktem Knie und eine Innenrotation des Femurs bei Flexion verschlechtert. Extra- und intraartikuläre pathogenetische Faktoren sind für den fortschreitenden Verschleiß verantwortlich.

Extraartikuläre Faktoren sind die femurale und tibiale Achse (mechanisch und anatomisch) und ihre Beziehung zueinander, die Morphologie der Tibia und des Femurs (epiphysäre, metaphysäre Achse), die Gesamtausrichtung des Beines, die Weite des Beckens und die Körpergröße.

Intraartikuläre Faktoren beziehen den Knorpel, Menisken und Ligamentdefekte mit ein. Knorpelabrieb führt zu einem erhöhten Kontaktstress zwischen der Femurkondyle und dem Tibiaplateau. Als Folge dieser Belastung entwickeln sich Osteophyten, um die knöcherne Kontaktfläche zu vergrößern und die Rotation mit abnormen femuro-tibialen Bewegungen zu vermindern. Bei einer varischen Kniedeformität liegen knöcherner Ursprung und Insertion des vorderen Kreuzbandes näher aneinander als bei einem Knie mit regelrechter anatomischer Ausrichtung. Diese relative Verkürzung verursacht eine antero-posteriore Instabilität, die die Innenrotation des medialen Femurkondylus und die Außenrotation der Tibia während Flexion/Extension vergrößert. Als Konsequenz entwickeln sich in Abhängigkeit vom strukturellen und funktionellen Status des vorderen Kreuzbandes zwei Muster degenerativer Veränderungen: Bei funktionell defizientem Kreuzband zeigt sich der osteokartilaginäre Defekt im antero-medialen Teil des Tibiaplateaus (Abb. 3). Umgekehrt ist bei fehlendem oder insuffizientem Kreuzband der osteokartilaginäre Defekt mehr im Bereich des posterior-medialen Tibiaplateaus zu sehen (White 1991).

Die Valgusdeformität wirkt sich hinsichtlich der Arthroseentwicklung aufgrund der Kompensationsmöglichkeit des Sprunggelenkes weniger

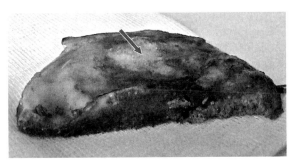

Abb. 3. Knochenpräparat eines medialen Tibiaplateaus mit vornehmlich zentraler bis anteromedialer Arthrose

schwerwiegend aus. Es kommt jedoch zu einer Verschiebung der lateralen Femurkondyle zum Kniezentrum hin. Dadurch resultiert eine Abnutzung der zentralen Gelenkfläche des lateralen Tibiaplateaus. In der koronaren Ebene führen die Belastungen und Kräfte in Richtung des Kniezentrums. Der laterale Meniskus und Gelenkweichteilgewebe stehen nicht unter direktem Stress. In der antero-posterioren Röntgenaufnahme in Extension überlappt bei der Valgusgonarthrose der innere Rand des lateralen Femurkondylus die Spina intercondylaris. Die Pathogenese der lateralen Unikompartimentarthrose beruht daher auf einer mechanischen Gelenkstörung.

Patientenauswahl

Als klassische Indikation für die unikondyläre Schlittenprothese werden primäre Varus- bzw. Valgusgonarthrosen und aseptische Kondylen-

Tabelle 1. Indikationen

Absolut
■ Unikompartimentale Gonarthrose (degenerativ, posttraumatisch) Flexion > 100° Streckdefizit < 10° Varus-/Valgusdeformität < 15°
■ Aseptische Osteonekrose
Relativ
■ Chondrokalzinose geringe Ausprägung
Kontraindikationen
■ Pangonarthrose
■ Varus-/Valgusdeformität > 15°
■ Beugekontraktur > 10°
■ Flexion < 100°
■ Ligamentäre Kniegelenksinstabilität
■ Rheumatoide Arthritis
■ Symptomatische Femuropatellararthrose

nekrosen angesehen (Tabelle 1). Wesentliche Voraussetzungen für den Einsatz der Schlittenprothese sind weitgehend intakte Kreuz- und Kollateralbänder, Achsenfehlstellungen von weniger als 15° und eine Beugekontraktur von unter 10°. Die Indikationen zur unikondylären Schlittenprothese haben sich seit ihrer Einführung in den 70er Jahren weiterentwickelt. Mehrere Studien haben gezeigt, dass Knieinstabilitäten mit vornehmlicher Insuffizienz des vorderen Kreuzbandes zu niedrigeren Patientenzufriedenheitsraten und höheren Nachoperationsraten geführt haben. Patienten mit rezidivierenden Gelenkergüssen, stärkeren Ruheschmerzen und synovialitischen Veränderungen wurden mit einer Totalknieprothese versorgt. Ein erhöhtes Patientengewicht wurde als Risikofaktor für die Indikation einer Unikompartimentprothese betrachtet.

Heck (1993) fand eine Verbindung zwischen dem Patientengewicht und der Notwendigkeit einer Nachoperation nach unikondylärer Schlittenprothese. Als Gewichtsgrenze wurden statistisch 81 kg angegeben.

Tabor (1998) konnte keine Korrelation zwischen Gewicht und Polyäthylenabrieb nach Schlittenprotheseimplantation, insbesondere mit Meniscal-Bearing-System, sehen. Übergewicht ist deshalb weniger ein Problem zur Schlittenprotheseimplantation und per se nicht als Kontraindikation anzusehen. Eine relative Indikation zur unikondylären Schlittenprothese ist eine Chondrokalzinose geringer Ausprägung. Kontraindikationen sind eine Pangonarthrose, Varus- oder Valgusdeformitäten über 15°, eine ligamentäre Kniegelenksinstabilität, eine rheumatoide Arthritis und symptomatische Femuropatellararthrose.

Eigenes Vorgehen – Operationsvorbereitungen

Vor Anfertigung exakter Röntgenaufnahmen für die operative Planung ist die Anamnese zur Beurteilung relevanter systemischer Vorerkrankungen (z. B. PVK, Diabetes mellitus, neurologischer Status, verletzungsbedingte Vorerkrankungen, Operationen), Beurteilung von Achsenfehlstellungen und die orthopädische Untersuchung, insbesondere mit der Beurteilung der Gelenkbeweglichkeit und -stabilität unverzichtbar.

Zur präoperativen Planung empfehlen sich folgende Röntgenaufnahmen:

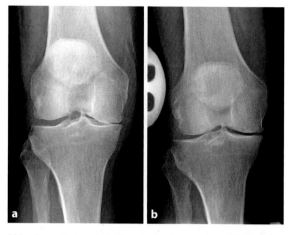

Abb. 4. a Röntgendarstellung a.-p. eines rechten Kniegelenkes mit medialer Gonarthrose; **b** die Valgusstressaufnahme zeigt eine Korrektur der Varusstellung mit Öffnung des medialen Gelenkspaltes ohne Zeichen einer medialen Instabilität bei Erhalt des lateralen Gelenkspaltes

- Anterior-posteriore und seitliche Röntgenaufnahmen des Kniegelenkes im Stehen unter Vollbelastung (Abb. 4 a).
- Anterior-posteriore Röntgenaufnahme des Kniegelenkes in 25° Kniebeugung im Stehen unter Vollbelastung. Belastungsaufnahmen in einer Beugung von 25° zeigen den „wahren" Knorpeldefekt durch das Ausmaß der Gelenkspaltverschmälerung. Wenngleich nach Rosenberg (1988) eine Kniebeugestellung von 45° eingenommen werden sollte, ist ein 25°- bis 30°-Winkel ausreichend zur Beurteilung des Arthrosegrades. Höhere Beugestellungen des Kniegelenkes können ältere Patienten wegen erheblicher Beschwerden und Unsicherheit meist nicht einnehmen.
- Tangentiale Röntgenaufnahmen des Femuropatellargelenkes in 30° und 60° Kniebeugung zur Beurteilung der Femuropatellararthrose und des Patellaalignements.
- Anterior-posteriore Ganzbeinaufnahme im Stehen zur Analyse der Beingeometrie und Quantifizierung der Varus-(Valgus-)-Deformität.
- Stressaufnahme des Kniegelenkes (fakultativ).
- Anterior-posteriore Röntgenaufnahme des leicht gebeugten Kniegelenkes (5° Valgusstress – Telos-Gerät, 15 kp Kraft von lateral) (Abb. 4 b).

Diese Aufnahme ermöglicht eine Beurteilung der Korrigierbarkeit der Varusfehlstellung und damit der Laxität des medialen Kapselbandapparates. Eine „stressbedingte" Überkorrektur der physiologischen mechanischen

Beinachse wäre eine Kontraindikation für einen medialen unikondylären Oberflächenersatz, da die Überlastung des gesunden lateralen Kniegelenkkompartiments die Entwicklung einer frühzeitigen lateralen Gonarthrose begünstigt.

Grundzüge der Operationstechnik (minimal-invasiv)

Der Patient liegt auf dem Rücken. Das Knie wird frei beweglich abgedeckt. Nach Spinal- oder Epiduralanästhesie oder Intubationsnarkose wird eine Blutsperre angelegt. Das Bein wird mit einer Standard-Desinfektionslösung mehrfach abgewaschen. Eine Operationsfolie ist nicht notwendig. Die Minimierung des distalen und proximalen Umfanges der Abdeckung ist so zu gestalten, dass die Möglichkeit der Erweiterung der Inzision nach proximal und distal besteht. Zur Infektionsprophylaxe wird vor Anlegen der Blutsperre eine sog. Single Shot-Gabe eines Cephalosporins appliziert.

Folgende Implantatregeln sind einzuhalten:
- Möglichst kurzer (minimal-invasiver) Zugang
- Präzise Ausrichtung der Knochenschnitte
- Minimale Knochenresektion (Oberflächenentfernung/Resurfacing)
- Bandbalancing.

Operationstechnik

Die 6–8 cm lange Hautinzision beginnt beim minimal-invasiven Zugang in Höhe des oberen Patellapols und endet ca. 1 cm distal der Gelenklinie (Abb. 5). In der Tiefe wird das Retinakulum durchtrennt, wobei die Schnittführung nach proximal unter Umständen bei nicht ausreichender Übersicht in die Quadrizepssehne verlängert wird. Das Bein wird im Kniegelenk 90° gebeugt und die Patella mit einem Hohmann-Hebel nach lateral weg gehalten (nicht evertiert!). Nach Beurteilung des Arthrosegrades bzw. Ausdehnung einer Osteonekrose und Inspektion des lateralen und retropatellaren Gelenkkompartiments erfolgt die Abtragung anteriorer/tibialer Exophyten, ggf. eine Notch-Plastik, die Entfernung von Meniskusanteilen. Wichtig ist das Abtragen von Osteophyten am Rand des medialen Femurkondylus und des Tibiaplateaus, die der patientenbezogenen Achsenkor-

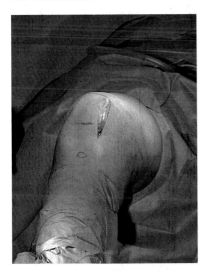

Abb. 5. Medialer parapatellarer kurzer Hautschnitt

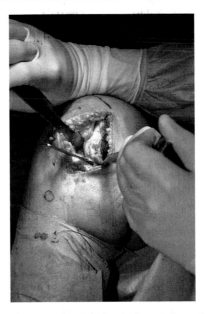

Abb. 6. In den Gelenkspalt eingeschobener Spacer

rektur im Wege stehen können und hinsichtlich der Positionierung des Femurimplantates zu Fehleinschätzungen führen können (zu starke Medialisierung des Femurimplantates). Nachfolgend wird das minimal-invasive Implantationsverfahren des Accuris unikondylären Kniesystems in der Onlay-Technik beschrieben.

Das Balancing der medialen Kapsel-Bandstrukturen erfolgt vor Durchführung der Osteotomien. Durch Einschieben unterschiedlich hoher Spacer soll die ursprüngliche Bandspannung wiederhergestellt werden. Die Arthrotomie muss vor Anbringen der Sägeschnittschablonen nach proximal erweitert werden, wenn die Sicht auf die Femur- und Tibiagelenkfläche nicht ausreicht und das Plazieren der Sägeschnittlehre nicht möglich ist. Mit Hilfe unterschiedlich hoher Spacer (1, 2, 3 oder 4 mm) wird das Gelenk so weit aufgespannt, bis in Kniestreckung eine physiologische Spannung der medialen Kapsel-Bandstrukturen erreicht ist (Abb. 6). In Streckstellung soll die mediale Bandführung straff sein, in 20° Flexion soll das Gelenk medial 1–2 mm aufklappbar sein. Ein dünner Spacer ist zu wählen, wenn der Spacer eine vollständige Flexion verhindert und das Gelenk zu straff wird. Sobald das Gelenk mit dem geeigneten Spacer ausbalanciert ist, stellt die Oberfläche des Spacers die wiederhergestellte Gelenklinie dar und dient dieser als Referenz für alle Knochenresektionen. Da bei den meisten Patienten mit einer unikompartimentellen Gonarthrose eine antero-mediale Arthrose vorliegt, empfiehlt es sich, die Spacer zum Weichteilbalancing in Extension

oder leichter Flexion in den antero-medialen Tibiaknochendefekt zu plazieren (Abb. 6). Das Kniegelenk wird 90° gebeugt, wobei der entsprechende Spacer im Gelenk verbleibt. Der tibio-femurale Schnittblock wird über den im medialen Kniegelenk liegenden Spacer geschoben. Auf den Schnittblock wird nachfolgend ein Slope-Adapter (3° oder 7°) aufgesetzt. Über die auf den Slope-Adapter aufgesetzte extramedullären tibialen Ausrichtlehre wird die korrekte Varus-/Valgusposition und Anterior-/Posteriore Neigung (Slope) des tibio-femuralen Schnittblocks festgelegt. Die tibiale Ausrichtlehre wird so eingestellt, dass die distale Fixation etwas oberhalb der Malleolen liegt und zum II. Mittelfußknochen ausgerichtet ist. Die Tibiaosteotomie erfolgt mit einer Inklination (Slope) nach posterior von 3° oder 7°, je nach anatomischer Situation und präoperativer Planung. Über die extramedulläre Ausrichtlehre wird der Schnittblock in der Frontalebene auf 0°, also genau im Verlauf der mechanischen Tibiaachse, ausgerichtet. Auf der präoperativen Röntgenaufnahme wird die Abweichung der mechanischen Achse zur epiphysären Achse mit der Winkelmessung nach Cartier bestimmt (Abb. 7). Der präoperativ gemessene Winkel zwischen mechanischer und epiphysärer Achse wird auf der Skala der extramedullären Ausrichtlehre für die Varus-/Valgusposition eingestellt und der Schnittblock danach ausgerichtet. Vor dem Fixieren des Schnittblocks muss die korrekte Ro-

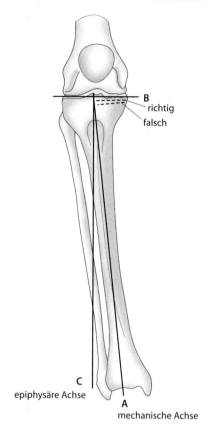

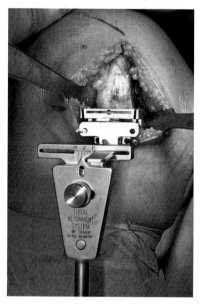

Abb. 8. Tibiofemuraler Schnittblock mit aufgesetztem Slope-Adapter und extramedullärer tibialer Ausrichtlehre

Abb. 7. Bestimmung der Tibiaresektionsebene (B) unter Berücksichtigung der epiphysären (C) und mechanischen Tibiaachse (A)

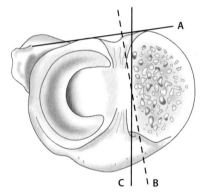

Abb. 9. Schräge Ausrichtung (C) der sagittalen Tibiaosteotomie zur dorsalen Tibiatangente (A)

tation des Schnittblocks kontrolliert werden (Abb. 8). In der Frontalebene verläuft die Resektionslinie des medialen Tibiaplateaus nicht immer senkrecht zur mechanischen Tibiaachse (Linie A), sie ist abhängig von der Varusdeformität des Tibiakopfes. Das Tibiaimplantat muss in den Verlauf der intakten lateralen Gelenklinie (Linie B). Besteht eine Tibia vara oder eine durch Verschleiß bedingte starke Varusdeformität des medialen Tibiaplateaus, so erfolgt die Resektion der Tibia nicht senkrecht zur mechanischen Tibiaachse (Linie A), sondern senkrecht zur epiphysären Achse (Linie C). Die Winkelmessung nach Cartier erfolgt an einer anteriorposterioren Röntgenaufnahme im Stehen. Die Abweichung der Resektionslinie zur mechanischen Tibiaachse soll nicht größer als 4° sein.

A = mechanische Achse der Tibia
(Zentrum Tibiaplateau –
Zentrum oberes Sprunggelenk),
B = parallel zum lateralen Tibiaplateau
C = senkrecht zur Linie B (Resektionsebene).

Die sagittale Tibiaosteotomie erfolgt schräg (C) und nicht senkrecht (B) zur Tangente dorsal am Tibiaplateau (A). Der Schrägschnitt muss so erfolgen, dass es zu keinem Impingement zwischen dem Femurkondylus und der Eminentia intercondylaris kommt (Abb. 9). Der anteriore Ausgangspunkt für die sagittale Schnittführung soll möglichst weit zentral liegen, wobei der Ansatz des vorderen Kreuzbandes geschont werden muss. Bei 110° Beugung wird der posteriore Femurschnitt durch die obere Schlitzführung des Schneideblocks vorgenommen. Über den gleichen Schnittblock erfolgt über die untere und sagittale Schlitzführung die Knochenresektion an der Tibia (Abb. 10). Mit dem Tibiaprobeim-

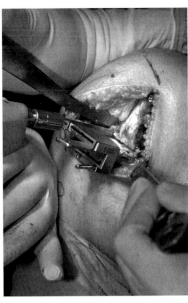

Abb. 10. Aufgesetzter tibiofemuraler Schnittblock. Sagittaler Säge-schnitt mit Stichsäge (femurale und horizontale Tibiaosteotomie bereits durchgeführt)

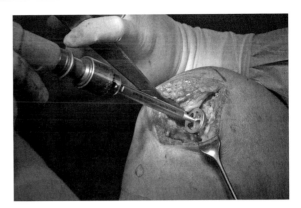

Abb. 11. Aufgesetzter Femurfräser

plantat im Resektionsspalt wird das Kniegelenk vollständig gestreckt. Die Kontaktlinie der Femurkondyle mit dem Vorderrand des Tibiaprobeimplantates wird auf die Femurkondyle mit einem Marker übertragen. Diese Referenzlinie bestimmt das anteriore Ende des Femurimplantates und damit dessen Größe. Eine entsprechend große Femurschablone wird auf die Femurgelenkfläche plaziert und mit Stiften über Bohrungen fixiert. Über Führungslöcher in der Schablone werden zwei Bohrungen für den Femurfräser angelegt. Mit einem schirmartigen Femurfräser wird über die beiden Führungsbohrungen (anterior und posterior) die femurale Kontur gefräst. Die Tiefe der Fräsung beträgt ca. 3–4 mm, jedenfalls nicht tiefer als die subchondrale Zone (Abb. 11). Alternativ kann die Femurkonturfräsung über ein elektrisch angetriebenes Femurfräsensystem erfolgen. Der Fräser wird dazu in die Führung auf das Tibiaprobeinlay eingeschoben und bei laufendem Fräser wird das Kniegelenk langsam aus der Beugestellung in die volle Streckung bewegt. Dadurch wird von posterior nach anterior gefräst. Nach der Femurfräsung werden die entsprechenden Probeimplantate eingesetzt. Über den gesamten Bewegungsumfang werden die Lage, Funktion und Stabilität der Implantate zueinander und in Bezug auf die Beinachse kontrolliert. Die Auswahl der Höhe des Tibiaimplantats erfolgt unter

Berücksichtigung der Bandspannung. Die Höhe des Tibiaimplantats sollte so gewählt werden, dass bei einer Kniebeugung von $15°$ bis $20°$ der mediale Gelenkspalt 1–2 mm aufklappbar ist. Bei korrekter Lage und Größe der Probeimplantate wird die Femurbohrlehre wieder befestigt und mit dem Femurzapfenbohrer das Aufnahmeloch für den Femurzapfen des Implantats gebohrt. Zur Rotationsstabilität des Implantats wird ein Schlitz durch die Femurprobekomponente im Knochen angelegt.

Einzementieren der Implantate

Aufgrund der kleinen, Druck aufnehmenden Auflagefläche für die Implantate kommt der Zementiertechnik für die Verankerung der Prothesenkomponenten eine besondere Bedeutung zu. Bei sklerosierten, femuralen und tibialen Osteotomieflächen werden zur Verbesserung der Zementverankerung mehrere kleine Bohrungen mit einem 3,2 mm Bohrer bis unterhalb der subchondralen Knochenschicht angelegt. Ein trockenes Implantatlager, frei von Gewebe- und Blutresten muss vor der Zementierung erreicht werden.

Ein- oder zweizeitige Zementierung mit antibiotikahaltigem Zement

Bei einzeitigen Implantationen wird das Kniegelenk zum Aushärten des Zementes gestreckt.

Bei zweizeitigen Implantationen ergibt sich ein besserer Einblick in den dorsalen Gelenkbereich und damit eine einfachere Entfernung von nach dorsal ausgetretenen Zementanteilen (Abb. 12).

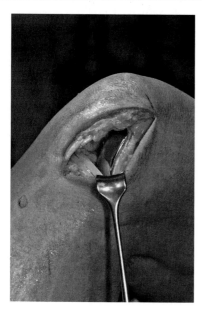

Abb. 12. Endgültige Prothesenimplantation (zementiert)

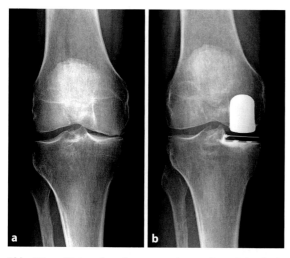

Abb. 13. a Röntgendarstellung a.-p. eines rechten Kniegelenks (25° Kniebeugung) mit medialer Gonarthrose präoperativ. **b** Postoperative Röntgendarstellung nach Implantation einer zementierten medialen Schlittenprothese

Vor dem schichtweisen Wundverschluss erfolgt die Einlage eines intraartikulären Redons. Hautverschluss mit Intrakutannaht.

Die Blutsperre wird erst nach Anlegen eines leichten Knie-Druckverbandes geöffnet. Postoperativ erfolgen Röntgenaufnahmen des Kniegelenkes in 2 Ebenen (Abb. 13 a, b).

Laterale Schlittenprothese

Das laterale Kniegelenkkompartiment verlangt in der Regel eine geringere Knochenresektion des Tibiaplateaus. Die Resektion sollte auch in Verlaufsrichtung der kontralateralen medialen gesunden Gelenklinie erfolgen. Die Korrektur der Valgusstellung lässt sich in der Regel wegen einer anderen Bandführung besser erreichen bzw. sollte angestrebt werden. Die Zentrierung in Gegenüberstellung der Prothesenteile ist meist schwieriger, insbesondere bei einer Dysplasie der lateralen Femurkondyle. In diesem Fall muss die Femurkondyle – im Gegensatz zur medialen Prothesenkomponente – möglichst weit von der Interkondylärregion nach lateral versetzt implantiert werden. Das Problem der tibio-femuralen Anpassung begründet sich in der Verschiebung des anatomischen Zentrums der lateralen Femurkondyle bei Beugung und Streckung. Eine ideale Implantatzentrierung in Kniebeugung führt häufig in der Streckstellung zu einem Impingement mit der Interkondylärregion. Dieses Phänomen verlangt das oben beschriebene dezentrale Implantieren der Femurprothesenkomponente, unter Umständen auch unter Einbeziehung der lateralen Kondylenosteophyten. Daher sollten die lateralen Kondylenosteophyten nicht zu früh entfernt werden. Sie können nämlich eine wertvolle tragende Zone für den Femurbestandteil darstellen. Zusätzlich muss berücksichtigt werden, dass das Implantat in einem Gelenkbereich eingesetzt wird, dessen tibialer Anteil oft nach lateral zum Femur subluxiert steht. Diese Subluxation kann einmal durch den Verlust des Außenmeniskus oder durch verschleißbedingten Verlust der natürlichen Konvexität des lateralen Tibiaplateaus verursacht sein. Dieses Phänomen kann so ausgeprägt sein, dass es eine veränderte Führung des vertikalen Schnittes für das laterale Plateau – schräg nach ventro-medial geführt – erfordert.

Postoperatives Management

Schmerzmedikation: Über Perfusor mit Tramadol (Metamizol) und Metoclobramid (Tramal®, Novalgin®, Paspertin) oder PCA-Pumpe (patientenkontrollierte Analgesie mit Piritramid (Dipidilor®). Ab erstem postoperativen Tag in der Regel orale Gabe eines nicht steroidalen Antirheumatikums in Verbindung mit einem magenschonenden Medikament.

Die Thromboembolieprophylaxe erfolgt mit subkutaner Heparingabe für 4 Wochen postoperativ. Es wird eine frühfunktionelle Therapie mit Bewegungsschiene (CPM) und Krankengymnastik eingeleitet. Ab dem ersten postoperativen Tag passive Übungen auf der Bewegungsschiene mit schmerzangepasster Beugeeinstellung. Krankengymnastik zweimal täglich mit isometrischen Muskelanspannungsübungen und funktionellem Aktivitätstraining. Vor Entlassung sollte eine Kniebeugung von mindestens 90° erreicht werden.

Ab dem zweiten postoperativen Tag Mobilisation des Patienten an zwei Unterarmgehstützen mit beschwerdeadaptierter Belastung des operierten Beines.

Der erste Verbandswechsel erfolgt am zweiten postoperativen Tag mit Entfernung der Redon-Drainagen.

Vor Entlassung erfolgt eine Beinachsenaufnahme im Stehen.

Komplikationsprophylaxe

Die Genauigkeit der Implantatpositionierung ist ein wesentlicher prognostischer Faktor für die Langzeitergebnisse unikondylärer Schlitten. Folgende Dinge sind daher bei der Implantation zu vermeiden:

- Posteriores Impingement bei nicht ausreichender Resektion von Meniskus und Knochen: Nachresektion wenn möglich.
- Kuppelförmiger tibialer Sägeschnitt, wenn Säge aus einem spongiösen Areal in ein sklerosiertes Areal abweicht. Dies führt zu einem Verkippen (Wackeln) des Tibiaimplantates: Nachresektion oder Trimmen der Osteotomiefläche mit einer Raspel.
- Ungenügende posteriore Femurresektion, übermäßige posteriore Femurexophyten und fehlender tibialer Slope: Tibiaimplantat wird bei Beugung nach ventral verschoben oder ist verkippt und hebt ventral ab. Tibiale Nachresektion und Abtragung der Exophyten oder Nachresektion des dorsalen femuralen Schnittes oder tibiale Nachresektion mit vermehrter dorsaler Inklination (Slope). Eine Korrektur der dorsalen Inklination sollte beim Probelauf mit den Probeimplantaten be-

urteilt und durchgeführt werden. Die Inklination kann bis auf 7° erhöht werden.

- Achsenkorrektur – Instabilität: Erweiterung der Operation mit kontralateraler Implantation eines unikondylären Oberflächenersatzes oder einer Knietotalendoprothese.
- Vermeidung einer zu tiefen Tibiaresektion, Wahl der richtigen Tibiaplateaugröße/-höhe. Ausreichende Resektion des Femurs, insbesondere bei stärkerer Valgusstellung des Femurs. Vermeidung eines zu starken Implantataufbaues (zu hohe Spannung, Achsenüberkorrektur).

Minimal-invasives Vorgehen (Tabelle 2)

Über die minimal-invasive Implantation eines unikondylären Kniesystems liegen inzwischen Ergebnisse aus mehreren Studien vor (Repicci 1999, Keys 1999, Price 2001, Müller 2004, Romanowski 2004, Buckup 2006). Repicci berichtete über 136 minimal-invasiv operierte unikondyläre Schlittenprothesen mit einem Follow up von 8 Jahren. Die Revisionsrate betrug 7%, wobei drei wegen eines technischen Fehlers ausgewechselt werden mussten. Price et al. (2001) verglichen prospektiv die minimal-invasive Implantationstechnik (kurzer medialer Hautschnitt ohne Patelladislokation) unikondylärer Schlittenprothesen mit Schlittenprothesen und Knietotalprothesen, die durch einen „großen" Hautschnitt über eine Standardarthrotomie mit Patelladislokation versorgt wurden. Die Rehabilitation der minimal-invasiv therapierten Gruppe

Tabelle 2. Minimal-invasive Implantationstechnik

Vorteile
- Keine Dislokation der Patella und des Streckapparates
- Schonung des Musculus vastus medialis und des oberen Rezessus
- Schonung der die Patella versorgenden Blutgefäße
- Geringer Blutverlust
- Niedrige Infektionsrate
- Schnelles Erreichen der Kniebeugung
- Kurze stationäre Behandlung
- Geringe Kosten

Nachteile
- Geringere intraoperative Übersicht
- Gefahr der unpräzisen Implantation
- Spezielles Instrumentarium notwendig
- Komplizierte Operationstechnik
- Flache Lernkurve

verlief hinsichtlich Unabhängigkeit beim Treppensteigen, gestrecktem Heben des Beines und 70%iger Kniebeugung zweimal so schnell als bei der Gruppe mit einem Standardzugang und dreimal so schnell als in der Patientengruppe, die mit einer Knietotalprothese versorgt wurde. Müller et al. (2004) verglichen ein Jahr postoperativ 35 minimal-invasiv operierte Patienten mit 38 Patienten, die über einen Standardzugang mit einer Oxford-Knieschlittenprothese versorgt wurden. Die beiden Gruppen wurden in zwei unterschiedlichen Krankenhäusern operiert. Die minimal-invasiv operierten Patienten zeigten ein besseres funktionelles Ergebnis. So betrug der HSS-Score bei den minimal-invasiv operierten Patienten im Durchschnitt 92 Punkte, bei den über einen Standardzugang operierten 78 Punkte. Die Knieflexion war in beiden Gruppen etwa gleich, 113 in der minimal-invasiv operierten Gruppe und 107 in der Gruppe, die über einen Standardzugang operiert wurden.

Von März 2003 bis Juli 2004 wurden in unserer Klinik 28 Accuris unikondyläre Kniesysteme bei 26 Patienten in minimal-invasiver Technik medial implantiert. Der HSS-Score betrug 87,4 in unserer Nachuntersuchung gegenüber 92 in der Auswertung von Müller. Hierbei ist zu berücksichtigen, dass unsere Patienten mit einem Durchschnittsalter von 73,8 Jahren wesentlich älter waren und zusätzlich eine zum Teil erhebliche koronare und/oder pulmonale Insuffizienz zeigten. Das Ergebnis bei der Nachuntersuchung bewerteten 78,8% mit exzellent und 22,2% mit gut. Im Vergleich mit der bei Müller beschriebenen operierten Gruppe über einen Standardzugang zeigte sich auch hier ein besseres funktionelles Ergebnis.

Eine Röntgenkontrolle führten wir nicht durch. Price (2001) und Müller (2004) konnten bei ihren Untersuchungen allerdings keinen Unterschied in der technischen Implantationsqualität zwischen den minimal-invasiv operierten und den über einen Standardzugang operierten Patienten sehen. Müller beschreibt eine gleiche Qualität der Implantatposition in beiden Gruppen, wobei er darauf hinweist, dass in beiden Gruppen eine hohe Zahl von Implantaten außerhalb der optimalen Implantationsposition lagen.

Auf der Basis unserer und anderer Untersuchungen ist die minimal-invasive Implantation unikondylärer Kniesysteme als ein operationstechnischer Fortschritt einzustufen. Sie führt im Vergleich zum Standardzugang zu einer Verbesserung verschiedener Outcome-Parameter.

Navigation

Viele Studien zeigen exzellente Langzeitergebnisse von unikondylären Schlittenprothesen (Heck 1993, Cartier 1996, Murray 1998, Tabor 1998, Berger 1999, Repicci 1999, Buckup 2005). Mittlerweile liegen eine Reihe von Arbeiten vor, die sich mit dem Einsatz von Navigationssystemen in der Knieendoprothetik befassen. Die guten Ergebnisse, die mit Hilfe der Navigationssysteme bei der Implantation von bikondylären Knieprothesen beschrieben wurden, haben dazu geführt, dass auch im unikondylären Bereich in Verbindung mit einem minimal-invasiven Vorgehen Navigationssysteme eingesetzt werden. Jenny et al. berichteten über eine bessere technische Implantation von unikondylären Schlittenprothesen mit Hilfe eines Navigationssystems im Vergleich zur konventionellen Operationstechnik. Perlick et al. konnten in einer prospektiven Untersuchung von minimal-invasiv implantierten Schlittenprothesen mit und ohne Navigation eine verbesserte Achsenausrichtung in der Navigation nachweisen.

Die Implantatposition und die erreichte Achse sind die Parameter, die für die Langzeitergebnisse im Wesentlichen verantwortlich sind. Ein ausgedehntes Weichteilrelease darf auf keinen Fall erfolgen. Überkorrekturen können hieraus resultieren. Die endgültige mechanische Achse nach Korrektur der präoperativen Achsdeformität sollte die Ausgangsdeformität noch dezent erkennbar zeigen. Es sollte eine Unterkorrektur der Deformität in Abhängigkeit von der Bandspannung angestrebt werden. Letztendlich kann der Bandapparat medial seitlich nur so weit gespannt werden, wie der eigentliche ursprüngliche Bandapparat an Länge hatte. Diese ursprüngliche Länge des medialen Kollateralbandes ergibt sich nach Abtragung von Exophyten am tibialen und femuralen Gelenkrand. Zusätzlich ist zu berücksichtigen, dass bei Einbringen der Probeplateaus zur Bestimmung der endgültigen Plateauhöhe auf eine lateralseitige Bandinstabilität zu achten ist. Die Differenzierung zwischen einer medialen Bandlaxität aufgrund der Arthrose oder aber einer vermehrten Bandinstabilität auf der Gegenseite ist schwierig. Durch präoperative Stressaufnahmen lässt sich der Bandapparat in der Regel gut beurteilen. Eine stärkere Achsenüberkorrektur in Valgusdeformität kann zu einer Subluxation des tibio-femoralen medialen Kompartiments führen, zu einer

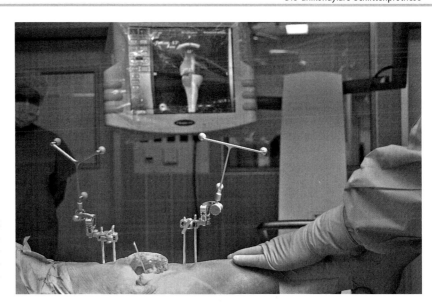

Abb. 14. Navigationsanordnung mit Referenzeinheiten femural und tibial, Kamera und Monitor zur computerunterstützten Implantation einer unikondylären Schlittenprothese über einen kurzen Operationszugang

ausgeprägten Bandspannung und Instabilitätsgefühl medialseitig sowie zu einem erhöhten Druck lateralseitig mit der Gefahr einer frühzeitigen sekundären Degeneration des lateralen Kompartiments. Eine falsche Position der Implantate führt zu frühen Fehlschlägen. Viele unikondyläre Kniesysteme ermöglichen über eine extraartikuläre Ausrichtlehre nicht immer eine exakte Positionierung der Implantate. Prozentsätze von Fehlimplantationen von mehr als 30% mit konventioneller Instrumentation werden beschrieben. Die minimal-invasive Implantation von unikondylären Schlittenprothesen birgt die Gefahr der unpräzisen Implantationstechnik wegen des limitierten Einblickes in sich sowie damit eine mögliche Fehlausrichtung der Achse. Fisher et al. (2003) vergleichen minimal-invasiv implantierte Schlittenprothesen mit standardoperierten. Sie fanden eine höhere Varianz der Achsenstellung bei den minimal-invasiv operierten Patienten. Ferner zeigte sich eine signifikante Fehllage des tibialen und femuralen Implantats. Jenny et al. (2003) berichteten bei Verwendung des Orthopilot-Systems eine signifikant höhere Rate korrekt sitzender Implantate in allen Ebenen. 60% der computerassistiert implantierten Prothesen hatten eine zufrieden stellende Achse im Vergleich mit der konventionell operierten Gruppe, wo nur in 20% eine zufrieden stellende Achsausrichtung festzustellen war. Für den femuro-tibialen mechanischen Winkel berichteten Jenny et al (2003) eine Achsausrichtung von 5° Varus zu 4° Valgus in der computerassistierten Gruppe im Vergleich von

10° Varus bis 10° Valgus in der konventionell operierten Gruppe. Perlick et al. (2004) konnten in 95% ihrer Patienten die angestrebte postoperative Achse von 2° Varus erzielen. In der Gruppe der konventionell Operierten fanden sich in 70% Varusachsen von 0° bis 4°.

Buckup und Linke (2006) verglichen zwei Gruppen von Patienten, die mit einer medialen Schlittenprothese versorgt wurden. In der Gruppe eins wurden 23 Patienten minimal invasiv, in der Gruppe zwei 15 Patienten minimal invasiv computerunterstützt operiert (unikondyläres Kniesystem Accuris in der Onlay-Technik in Verbindung mit dem Brain Lab Vision System) (Abb. 14).

Die Ergebnisse zeigten keine signifikante Änderung zwischen den Gruppen hinsichtlich Tibiaachse, Slope und Beinachse prä-/postoperativ. Die postoperative Achse betrug in der Gruppe eins im Mittel 0,77° Varus, in der Gruppe zwei 0,54° Varus. In beiden Gruppen wurde die Beinachse signifikant verbessert. Die Verbesserung der Beinachse in Gruppe eins betrug durchschnittlich 5,23–0,77 = 4,46°, in der Gruppe zwei 4,18–0,54 = 3,64°. Der Unterschied der Werte zwischen den Gruppen war nicht signifikant (P = 0,171). Bei der konventionellen Methode bestand eine signifikante Korrelation zwischen präoperativer und postoperativer Beinachse, je größer die Beinachse präoperativ, desto größer auch postoperativ. In der navigierten Gruppe ließ sich dies nicht feststellen, hier wurden gute Korrekturen unabhängig vom präoperativen Wert erreicht. Mit Hilfe der Navigation ließ sich

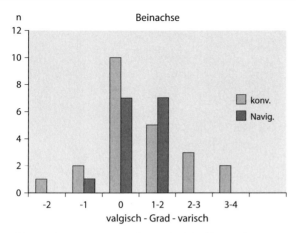

Abb. 15. Postoperative Ausrichtung der Beinachsen – konventionell und computerassistiert im Vergleich

allerdings die Beinachse besser in die Position 0° bis 2° Varus korrigieren (Abb. 15). Mit der computerassistierten minimal-invasiven Implantation der unikondylären Accuris-Schlittenprothese lässt sich – wie auch in den Arbeiten von Jenny und Perlick beschrieben – eine exaktere Achsausrichtung erreichen. Die computerunterstützte Implantation ermöglicht eine bessere Visualisierung der Achsausrichtung. Dadurch sind Überkorrekturen zu erkennen und damit zu vermeiden. Wenngleich die computerunterstützte Implantation der unikondylären Schlittenprothese noch in den Anfängen steht, so zeigt sich aus den bereits vorliegenden Arbeiten, dass sie sich als ein zusätzliches Instrument zur Verbesserung der Implantationstechnik entwickelt.

Literatur

Bartel DL, Burnstein AH et al (1985) The effect of conformity and plastic thickness on contact stresses in metal backed plastic implants. J Biomech Eng 107(3):193–199

Berger RA, Nedeff DD, Barden RN et al (1999) Unicompartmental knee arthroplasty. CORR 367: 50–60

Buckup K (2006) Die minimalinvasive Implantation eines unikondylären Kniesystems. Minimally invasive implantation of a unicondylar knee system. Oper Orthop Traumatol 2:135–154

Buckup K (2005) Die unikondyläre Schlittenprothese. Pro & Contra – laterale Schlittenprothesen. Steinkopff, Darmstadt

Buckup K, Linke ChL (2006) Navigated Unicompartmental Knee-replacement – Genesis-Accuris-System. In: Stiehl J, Konermann W, Haaker R, Di Gioia A (eds) Navigation and MIS in Orthopaedic Surgery. Springer, Heidelberg

Cartier P, Sanouiller JL, Grelsamer RP (1996) Unicompartmental knee arthroplasty surgery, 10-year minimum follow-up period. J Arthroplasty 11:782–788

Chao EY et al (1994) Biomechanics of malalignment. Orthop Clin North Am 25:379–386

Châtain F, Dejour D et al (2004) Reprise de prothèse unicompartimentale fémorotibiale par prothèse totale du genou. Rev Chir Orthop 90:49–57

Engelbrecht J (1971) Die Schlittenprothese, eine Teilprothese bei Zerstörungen im Kniegelenk. Chirurg 42:510–514

Fisher DA et al (2003) Implant position in knee surgery: a comparison of minimally invasive, open unicompartmental, and total knee arthroplasty. J Arthroplasty 18:2–8

Goodfellow J, O'Connor (1978) The mechanics of the knee and prothetic design. JBJS 60-B:358–369

Goodfellow J et al (2002) The Oxford meniscal unicompartmental knee. J Knee Surg Fall 15(4): 240–246

Gunston FH (1971) Polycentric Knee Arthroplasty. Prosthetic simulation of normal Knee movement. JBJS Br 53(2):272–277

Hallock RH (2005) The unispacer: a treatment alternative for the middle-aged patient. Orthop Clin North Am 36(4):505–512

Heck DA et al (1993) Unicompartmental knee arthroplasty. A multicenter investigation with long-term follow-up evaluation. Clin Orthop 286:154–159

Hodge WA, Chandler HP (1992) Unicompartimental Knee replacement: comparison of constrained and unconstrained designs. JBJS Am 74:877–883

Jenny JY et al (2003) Unicompartmental knee prosthesis implantation with a non-image-based navigation system: rationale technique, case-control comparative study with a conventional instrumented implantation. Knee Surg Sports Traumatol Arthrosc 11:40–45

Jerosch J, Vollmert O (2005) Biomaterialien. In: Buckup K (Hrsg) Die unicondyläre Schlittenprothese – Pro & Contra. Steinkopff Darmstadt

Keys GW (1999) Reduced invasive approach for Oxford II medial unicompartmental knee replacement – a preliminary study. Knee 6:193–196

Knight JL, Atwater RD et al (1997) Early failure of the porous coated anatomic cemented unicompartmental Knee arthroplasty. J Arthroplasty 12:10–20

Laskin RS (1978) Unicompartment tibiofemoral resurfacing arthroplasty. JBJS Am 60:182–185

Lewold S, Goodman S (1995) Oxford meniscal bearing versus the marmor knee in unicompartmental Arthroplasty for arthrosis. J Arthroplasty 10:722–731

MacNicol UF, Thomas NP (2000) The knee after meniscectomy (editorial). JBJS 82-B:157–159

Marmor L (1973) The modular knee. Clin Orthop 94:242–248

McIntosh DL (1988) Hemiarthroplasty of the knee using a space occupying prothesis for painful varus and valgus deformity of the knee. J Bone Joint Surg 70-77:110–116

McKeever DC (1960) Tibial plateau prothesis. Clin Orthop 18:86–95

Müller PE et al (2004) Influence of minimally invasive surgery on Implant Positioning and the functional outcome for medial unicompartmental knee arthro-plasty. J Arthroplasty 19:296–301

Murray DW, Goodfellow, O'Connor JJ (1998) The Ox-ford medial unicompartmental arthroplasty: a ten-year survival study. JBJS Br 80(6):983–989

Murray DW (2005) Mobile-Bearing. Unicompartmental Knee Arthroplasty. In: Bellemens J, Ries MD, Victor J (eds) Total Knee Arthroplasty. Springer, Heidelberg

Neyret P et al (1997) Unicompartmental Knee replace-ment: Biomaterial and designs. In: Cartier PH (ed) Unicompartmental knee arthroplasty. pp 56–60

Perlick L et al (2004) Minimally invasive unicompart-mental knee replacement with a nonimage-based navigation system. Intern Orthopaedics 28(4):193–197

Price AJ et al (2001) Rapid recovery after Oxford uni-compartmental arthroplasty through a short inci-sion. J Arthroplasty 16:970–976

Repicci JA et al (1999) Minimally invasive surgical technique for unicondylar knee arthroplasty. J South Orthop Assoc 8:20–27

Robertsson O, Borgquist L et al (1999) Use of unicom-partmental instead of tricompartmental prostheses for unicompartmental arthrosis in the knees is a cost-effective alternative. Acta Orthop Scand 70:170–175

Romagnoli S (2005) Biomechanik und Arthrose. Mobi-ler Meniskus (mobile bearing) vs. fixiertes Plateau. In: Buckup K (Hrsg) Die unikondyläre Schlitten-prothese Pro & Contra. Steinkopff, Darmstadt

Romanowski MR, Repicci JA (2004) Unicondylar Knee Surgery: Development of the Minimally Invasive Surgical Approach. In: Giles R, Scuderi, Tria JR (eds) MIS of the Hip and the Knee. A clinical Per-spective. Springer Science + Business Media, Inc

Rosenberg TD, Paulos LE, Parker RD et al (1988) The forty-five-degree flexion weight-bearing radiograph of the knee. Bone Joint Surg Am 70:1479–1483

Ryd L et al (1990) Cold flow reduced by metal backing. An in vitro roentgen stereophotogrammetric analy-sis of unicompartmental tibial component. Acta Orthop Scand 61:21–25

Tabor OB (1998) Unicompartmental arthroplasty: a long term follow up study. J Arthroplasty 13: 373–379

White SH, Goodfellow J (1991) Anteromedial arthritis of the knee. JBJS 73-B:582–586

KAPITEL 8

Welchen Vorteil bietet die Navigation beim Uni-Schlitten?

S. Kircher, J. Anders, J. Babisch, R.-A. Venbrocks

Schon vor über 1000 Jahren waren es die Wikinger, die sich Navigationselemente nutzbar machten, um die Weltmeere zu besegeln, eine für die damalige Zeit herausragende Leistung, die ohne die Nutzung anderer Landmarken als der Küstenkonfiguration, wie bis dato üblich, nicht möglich gewesen wäre. In den letzten Jahren hat nun das Thema Navigation auch breiten Zugang in unser tägliches Leben gefunden, und ganz speziell auch in den Alltag orthopädisch und traumatologisch tätiger Operateure. Auch jetzt geht es, wie schon vor 1000 Jahren für unsere nordischen Vorfahren, darum, vorhandene Grenzen zu überwinden und durch neue Technologien mehr Genauigkeit zu erzielen. In Auswertung des schwedischen Endoprothesenregisters [11] wurden 10-Jahresüberlebensraten von 88% nach TKR (total knee replacement) und 84% nach UKR (unicompartmental knee replacement) gefunden, ansich also schon gute Ergebnisse mit nur geringen Nachteilen beim eigentlich als anspruchsvoll einzustufenden UKR. Da der Qualitätsstandard ohnehin schon relativ groß ist, muss wohl eher bezweifelt werden, dass durch den Einsatz der Navigation in der Implantation von Uni-Schlitten ein ähnlicher Qualitätssprung wie vor 1000 Jahren erreicht werden kann. Auch die Hoffnung auf eine verkürzte Lernkurve des Operateurs wird mit der Navigation verbunden [1]. Doch selbst, wenn die Fortschritte heute oft nur noch klein sind, scheint der Aufwand auf der Suche nach Verbesserungen für unsere Patienten gerechtfertigt.

Im Folgenden sollen 2 wesentliche Gesichtspunkte beleuchtet werden:
1. Welche Probleme gibt es bei der Implantation von Uni-Schlitten?
2. Können wir diese Probleme mit der Navigation lösen?

Optimierte Ausrichtungsinstrumente haben zwar zur Verbesserung der Genauigkeit geführt, trotzdem entstehen Fehler durch Variationen der knöchernen Anatomie, visuelle Fehleinschätzungen des Operateurs und Fehler in der Operationstechnik [3]. Große Standardabweichungen bei Hemischlitten weisen auf ‚Ausreißer' mit möglichen Auswirkungen auf klinische Ergebnisse hin [6]. Ein Grenzbereich für tolerable Abweichungen lässt sich derzeit nicht exakt definieren. Achsabweichungen von mehr als $3°$ werden jedoch im Hinblick auf frühzeitige Lockerungen als problematisch angesehen [10]. Trotzdem wurden natürlich Richtwerte für die Implantation der Prothesenkomponenten formuliert, die dem Operateur gewisse Spielräume lassen. Toleriert werden bei ultrakongruenten mobilen Implantaten Rotationsabweichungen bis $10°$ und Varianzen in der Extensions/Flexionsposition der femoralen Komponente bis $5°$. Der vorgegebene tibiale slope liegt je nach Prothesendesign, i.d.R. zwischen 0 und $7°$.

So wie im Automobil via Satellit, müssen auch in der Medizin dem Navigationssystem Informationen zur Verfügung gestellt werden. Dies geschieht bei den bildfreien Systemen bekanntermaßen über das Abtasten von Landmarken (Malleolen, LCA Ansatz, Epicondylen...) und der knöchernen Oberflächen (matching) mit einem Pointer (Abb. 1) sowie das pivotieren zur Bestimmung des Hüftdrehzentrums. Hieraus ergibt sich neben der, der Methode technisch bedingt, ohnehin anhaftenden Fehlerbreite eine zusätzliche Quelle der Ungenauigkeit. Das Endergebnis kann selbstredend nicht genauer sein als das verwendete Hilfsmittel, in diesem Falle die Navigation.

Im Folgenden soll näher auf eine mögliche Rolle der Navigation bei der Verbesserung der *Achsausrichtung* mit Bedeutung für frühzeitige Lockerung und PE-Verschleiß, den *tibialen slope* mit Einfluss auf die postoperative Beugefähigkeit und die sagittale Stabilität, die *Rotationsstellung* der TEP-Komponenten mit der Gefahr von Impingement und Metallabrieb bei groben Abweichungen, und den Erhalt der Gelenklinie

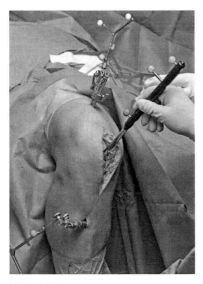

Abb. 1. OP-Situs

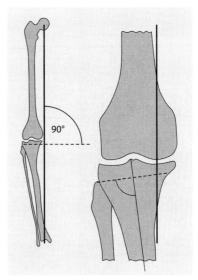

Abb. 3. Varische Beinachse

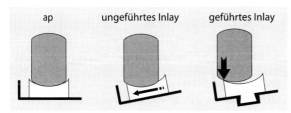

Abb. 2. Auswirkungen der Inlayführung und Beinachse

durch richtige Bestimmung der *Resektionshöhe,* eingegangen werden.

Ein spezielles Problem ergibt sich zusätzlich bei der Verwendung geführter Inlays, für die in der Verwendung beim TKR ein reduzierter PE-Abrieb nachgewiesen wurde, die aufgrund der auftretenden Kantenbelastungen, bei denen die Grenzbelastbarkeit des PE von ca. 10 Mpa [4] schnell überschritten werden kann, aber sehr sensibel auf Achsabweichungen bei der Implantation reagieren.

Achsausrichtung

Ziel bei der Uni-Schlittenversorgung ist nicht wie beim vollständigen Oberflächenersatz die Herstellung einer geraden mechanischen Beinachse, sondern ein ,resurfacing' mit Korrektur der Achse auf das Maß, welches vor dem Einsetzen der pathologischen Veränderungen bestanden hat, wobei von einigen Operateuren präoperative Achsabweichungen bis 15° varus toleriert

werden. Ein mediales release und Überkorrektur sind unbedingt zu vermeiden. Idealerweise sollten die Implantate rechtwinklig zur mechanischen Achse liegen. Konventionell erfolgt die Ausrichtung des tibialen Sägeschnittes extramedullär mit Orientierung an der Tibiaachse. Beim TKR sollten Tibiaachse und mechanische Beinachse postoperativ übereinstimmen. Bei der Uni-Schlittenversorgung entstehen durch eine ev. verbleibende varische Beinachse-Abweichungen der Tibiaachse von der mechanischen Beinachse, die beim konventionellen Vorgehen durch den Operateur nach Augenmaß und Erfahrung mit berücksichtigt werden müssen (Abb. 3).

Die Navigation erlaubt eine exakte Ausrichtung zur postoperativen mechanischen Beinachse auch bei unvollständiger Korrektur mit verbleibender Varusstellung. Ein weiterer Vorteil ist die Verifizierbarkeit der Sägeschnitte zu jedem beliebigen Zeitpunkt.

Rotation

Ziel ist i.d.R. eine exakte a.p.-Ausrichtung der Schlittenkomponenten. Erschwert werden kann die Rotationseinstellung tibial durch die häufige Außenrotationsfehlstellung der Tibia bei medialer Gonarthrose, die zur Vermeidung eines Impingement eine Korrektur des sagittalen Sägeschnittes nach dorsal lateral erfordert. Konventionell geschieht dies im Wesentliche nach Au-

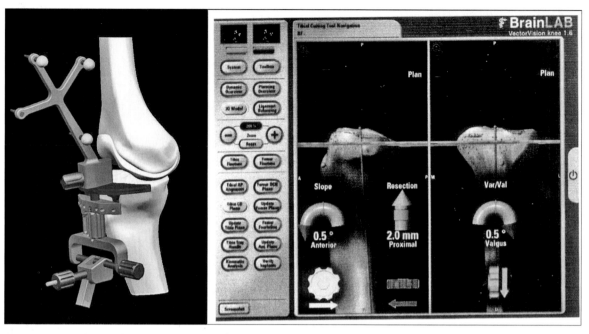

Abb. 4. Display bei der Navigation

genmaß des Operateurs mit Orientierung an anatomischen Landmarken. Im Rahmen der Navigation stehen Sägeblöcke zur Verfügung, die auf das Grad genau justiert werden können (Abb. 4). Das System erhält aber auch hier seine Information durch den Operateur, der, ähnlich wie beim konventionellen Vorgehen, die a.p.-Tibiaachse selbst bestimmen und über den pointer mitteilen muss. Schwachstelle bleibt also auch hier die letztendlich stark subjektiv gefärbte Bestimmung der a.p.-Achse der Tibiaachse.

Femoral werden (in Abhängigkeit vom Implantat) Rotationsabweichungen bis zu 10° toleriert. Konventionell kann die Ausrichtung extra- (z.B. Depuy preservation) oder intramedullär (z.B. Biomet Oxford) erfolgen. Zur navigierten Rotationsbestimmung wird von den meisten Autoren die Bestimmung der transepicondylären Achse als die genaueste Methode angesehen (prinzipiell können auch die Whiteside-Linie und die dorsale Kondylenlinie herangezogen werden), die durch Abtasten der Epicondylen bestimmt wird. Bei minialinvasivem Vorgehen ist jedoch der Zugang zur lateralen Epicondyle erheblich erschwert, i.d.R. kann diese nur transcutan abgenommen werden. Auch hier wird also eine potenziell sehr genaue Ausrichtung durch die Informationen beschränkt, die der Computer aus der Hand des Operateurs erhält.

Die Praktikabilität einer arthroskopisch gestützten Abtastung der lateralen Epicondyle wä-

re noch zu prüfen, kritisch sehen wir jedoch zunächst den gestörten workflow und für Kollegen, die nicht routinemäßig zum Schlitten arthroskopieren, einen dtl. Mehraufwand.

Tibialer slope

Beim zur Navigation von uns verwendeten System (preservation der Fa. DePuy) ist über den Sägeblock eine dorsale Neigung des Sägeschnittes von 5° vorgegeben. Dies lässt sich sowohl konventionell als auch navigiert hinreichend ge-

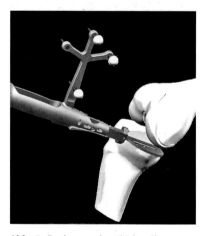

Abb. 5. Festlegung des tibialen Slope

nau umsetzen. Vorteile bietet die Navigation vor allem, wenn, z.B. bei leichterer vorderer Instabilität, der slope gezielt verringert werden soll, was auf das Grad genau erfolgen kann. Die hierbei zusätzlich gewünschte Dorsalversetzung des tibialen Implantates kann ebenfalls millimetergenau erfolgen und verifiziert werden. Durchführte Sägeschnitte können auch hier wieder jederzeit überprüft werden (Abb. 5).

Resektionshöhe

Zur Bestimmung der Gelenklinie orientieren sich beide Methoden mit vergleichbarer Genauigkeit an der dorsalen Condyle, deren Intaktheit angenommen wird und deren Höhe somit der physiologisch vorbestehenden Gelenklinie entsprechen sollte. Durch den Einsatz der Navigation kann die Zahl der oft notwendigen Nachresektionen reduziert werden. Weitere Vorteile bietet die Navigation vor allem dann, wenn z.B. bei ausgedehntem Defekt der distalen femoralen Gelenkfläche zur Gewinnung eines ausreichend guten spongiösen Lagers die Gelenklinie gezielt einige mm nach cranial verschoben werden soll.

Implantatgröße

Die Bestimmung der Implantatgrößen kann ohne Qualitätsunterschiede gleichermaßen navigiert (über Abtasten der Oberflächen) oder konventionell (tibial über das gewonnene Resektat, femoral präop. Anhand der Rö-Schablone) erfolgen.

Ligament balancing

Problem bleiben fehlende gesicherte Kenntnisse über physiologische Messwerte der Bandspannung (angenommen werden derzeit anhand von Kadaverstudien ca. 100 Nm für die Extension und 75 Nm für die Flexion). Vorteil der Navigation besteht aber in jedem Falle in der Berücksichtigung der zu erreichenden Korrigierbarkeit der vorbestehenden Varusstellung zur Implantatpositionierung rechtwinklig zur mechanische Beinachse.

MIS (minimal invasive surgery)

Sowohl für die navigierte als auch die konventionelle Implantation von unikondylären Kniegelenkprothesen hat sich in den letzten Jahren der medial parapatellare mini-invasive Zugang durchgesetzt mit Vorteilen bei Blutverlust, Infektionsraten, postoperativen Schmerzen und schneller Rehabilitation. Vorteile der Navigation wären z.B. beim OXFORD-Schlitten im Verzicht auf die intramedulläre Ausrichtung zu sehen (Blutverlust, Knorpelschaden). Nachteil bleibt vorerst die Ungenauigkeit bei der Rotationsbestimmung der femoralen Komponente (laterale Epicondyle!). Zu diskutieren sind sicher auch die zusätzlichen Läsionen durch die ossär fixierenden, transcutan eingebrachten pins, die wir bei der Navigation setzen. Fundierte Veröffentlichungen über Infektions-, Fraktur- und Nachblutungsraten haben wir in der Literatur nicht gefunden. Aus eigener Erfahrung müssen zumindest die Fraktur und die Nachblutung nach Einbringen von bicortikalen pins erwähnt werden.

Zusammenfassung

Für das postoperative alignement wurden, insbesondere für die Streubreite der Achsabweichungen, eindeutige Vorteile bei der Navigation von TKR gefunden. Die gesteigerte Genauigkeit sollte bei prinzipiell gleichem procedere auf die Unischlittenimplantation übertragbar sein. Den wichtigsten Vorteil sehen wir aber bei der Ausrichtung der tibialen Resektion rechtwinklig zur mechanischen Beinachse, die bei verbleibender Varusstellung nicht mit der konventionell zur Ausrichtung genutzten Tibiaachse übereinstimmt. Auf wiederholtes Nachsägen kann navigiert i.d.R. verzichtet werden.

Ein weiterer Vorteil der Navigation liegt in der gradgenauen Einstellung des tibialen slope (wichtig z.B. bei leichter anteriorer Instabilität). Alle Sägeschnitte können jederzeit verifiziert werden (entsprechende tools fehlen in der konventionellen Op-Technik häufig).

Das ligament balancing hat zweifellos großen Einfluss auf das postoperative outcome, obliegt aber in der Regel dem Ermessen des Operateurs. Auch hier erwarten wir verbesserte Ergebnisse durch die Navigation, auch wenn die dem Navigationsgerät zur Verfügung gestellten

Informationen (Aufklappbarkeit) subjektiv verfärbt sind. Das generelle Problem der Unkenntnis über die ideale/physiologische Bandspannung, wurde bereits angesprochen.

Minimalinvasives operieren ist mit bd. Methoden möglich, wobei die bestehenden Nachteile (intramedulläre Ausrichtung, pins) gegeneinander abgewogen werden müssen.

Nachteil bleibt zunächst der hohe und kostenintensive apparative Aufwand sowie die verlängerte Op-Zeit. Wir sehen die Navigation der Unischlittenprothese zunächst nur in der Hand des Geübten als eine mögliche Verbesserung.

Messen lassen wird sich die Navigation ohnehin, auch bei nachgewiesener Verbesserung der Genauigkeit, an den langfristigen Ergebnissen mit Prothesenstandzeiten, Komplikationsraten und Patientenzufriedenheit.

Literatur

1. Aldinger P et al (2005) Ist die Navigation bei der Schlittenprothese sinnvoll? Der Orthopäde 34:1094–1102
2. Bäthis H, Perlick L, Tingart M, Luring C, Zurakowski D, Grifka J (2004) Alignment in total knee arthroplasty. A comparison of computer-assisted surgery with the conventional technique. Journal of Bone & Joint Surgery – British Volume 86 (5):682–687
3. Bourne RB (2001) Reevaluation of unicondylar knee arthroplasty. Orthopedics 24(9):885–886
4. Buechel FF, Pappas MJ (1990) Long-term survivorship analyis of cruciate-sparing versus cruciate-sacrificing knee prosthesis using meniscal bearings. Clin Orthop 260:162–169
5. Cobb AG et al (1990) Unicondylar or total knee replacement: the patients preference. J Bone Joint Surg Br 72:166
6. Fisher DA, Watts M, Davis KE (2003) Implant position in knee surgery: a comparison of minimally invasive, open unicompartmental, and total knee arthroplasty. Journal of Arthroplasty 18(7 Suppl 1):2–8
7. Laskin RS (2001) Controversies in total knee replacement. Oxford university press
8. Murray DW et al (1998) The Oxford medial unicompartmental arthroplasty: a ten year survival study. J Bone Joint Surg Br 80B:983–989
9. Newman JM et al (1998) Unicompartmental or total knee replacement? Five years results of a prospective randomised trial of 102 osteoarthritic knees with unicompartmental arthritis. J Bone Joint Surg Br 80B:983–989
10. Perlick L, Bathis H, Tingart M, Kalteis T, Grifka J (2003) Einfluss eines bildgestützten Navigationssystems auf die Implantationsgenauigkeit in der Knieendoprothetik-Ergebnisse einer prospektiven Studie. Biomedizinische Technik 48(12):339–343
11. Robertson D et al (1999) Use of unicompartmental instead of tricompartmental prosthesis for unicompartmental arthrosis in the knee is a cost-effective alternative. Acta orthopedic scand 70:170–175

Zugangswege – MIS

Der laterale Zugang zum Kniegelenk in Kombination mit einer Osteotomie der Tuberositas tibiae

M. von Knoch, G. Saxler, F. Löer

Einleitung

Während die medialen Zugänge zum Kniegelenk häufiger verwendet werden als laterale (Arnold et al. 1999), hat auch der laterale Zugang zum Kniegelenk mit Osteotomie der Tuberositas tibiae verschiedene Indikationen in speziellen klinischen Situationen (Burki et al. 1999).

Indikationen

Die Hauptindikation liegt unserer Erfahrung nach dann vor, wenn im Rahmen eines Knielenkersatzes ein kontraktes Valguskniе mit lateralisierter Patella vorliegt. Die Indikation wird umso deutlicher, je kontrakter das Valgusknie ist. Der Hintergrund ist, dass bei einem kontrakten Valgusknie mit häufiger Überdehnung der medialen Strukturen zum einen ein Release der lateralen Strukturen regelmäßig notwendig wird, zum anderen ein Release des lateralen Retinaculums der Patella häufig notwendig wird. Beides ist über einen lateralen Zugang deutlich vereinfacht, da beides direkt durchgeführt werden kann als Bestandteil des lateralen Zuganges. Der mediale Zügel des Streckapparates bleibt dabei erhalten. Es muss bedacht werden, dass bei einem medialen Zugang zum Kniegelenk mit nachfolgendem lateralen Release gegebenenfalls alle vier arteriellen Äste der Patella kompromittiert werden können. Patellanekrosen mit nachfolgender Fraktur sind in diesem Zusammenhang beschrieben worden (Kayler und Lytle 1989, Ritter et al. 1996).

Eine weitere Indikation für den lateralen Zugang zum Kniegelenk mit Tuberositasosteotomie liegt für uns dann vor, wenn im Rahmen einer Wechseloperation bereits dieser Zugang oder ein einfacher lateraler Zugang durchgeführt wurde. Auch in diesem Fall sollte von einer zu-sätzlichen Schädigung des Gewebes medial der Patella Abstand genommen werden.

Für uns ergibt sich eine dritte Indikation, wenn bei einem Kniegelenk mit physiologischer Achse oder gegebenenfalls auch bei einem Kniegelenk mit leichter Varusachse eine deutliche Patella lateralisata vorliegt. Auch hier ist ein ausgiebiges laterales Release zu erwarten. Vereinzelt wird in dieser Situation von uns dann auch auf den lateralen Zugang zum Kniegelenk mit Tuberositasosteotomie zurückgegriffen.

Wir sehen die vierte wesentliche Indikation für den lateralen Zugang zum Kniegelenk mit Osteotomie der Tuberositas tibiae bei Patella baja oder Patelle alta. Hier kann durch den lateralen Zugang mit Osteotomie der Tuberositas tibiae durch Verschiebung und Refixation der Tuberositas an geeigneter Stelle der Patellastand zur Gelenklinie korrigiert werden.

Eine fünfte Indikation besteht unter Umständen dann, wenn im Rahmen der Implantation einer Knieendoprothese eine laterale Materialentfernung – etwa nach vorheriger Tibiakopfumstellung – durchgeführt werden muss.

Eine sechste – eher seltene – Indikation ist dann gegeben, wenn eine Achskorrektur des Femurs in Zusammenhang mit der Implantation der Implantation einer Knieendoprothese vorgesehen ist.

Kontraindikationen

Bei vorbestehenden medialen Hautnarben sollte kein lateraler Zugang durchgeführt werden. Allenfalls kann im Einzelfall auf den lateralen Zugang zum Kniegelenk mit Osteotomie der Tuberositas tibiae zurückgegriffen werden, sofern ein Sicherheitsabstand zu bestehenden Narben von mindestens 5 cm besteht (Arnold et al. 1999).

Operative Technik

Zugang

Die von uns durchgeführte Technik lehnt sich an die Beschreibung aus der Schulthess-Klinik von Burki et al. an (Burki et al. 1999). Zunächst wird ein konventioneller longitudinaler Hautschnitt in der Mittelinie des Kniegelenkes entlang des Q-Winkels durchgeführt. Die Inzision wird proximal 4 Querfinger oberhalb der Patella begonnen und endet 1–2 cm lateral der Tuberositas tibiae, kann aber auch 2–3 cm weiter nach distal geführt werden um später die Osteotomie der Tuberositas zu erleichtern. Hiernach erfolgt ein konventioneller parapatellarer lateraler Zugang zum Kniegelenk unter sorgfältiger Entwicklung der präpatellaren Verschiebeschicht. Proximal wird dieser entlang der lateralen Begrenzung der Quadrizepssehne oder im zentralen Teil der Quadricepssehne begonnen, wird dann lateral circa 1 cm von der Patellaaußenkante entfernt fortgeführt und dann medial von dem Tuberculum Gerdii Richtung medialer Begrenzung der Tibialis-anterior-Loge fortgeführt. Das Periost wird lateral der Patellasehneninsertion inzidiert und der Schnitt circa 5–7 cm weiter nach distal fortgeführt. Dies kann durch stumpfe Spreizung des Musculus tibialis anterior erfolgen, alternativ kann der Musculus tibialis anterior subperiostal von medial nach lateral von der Tibia abgehoben werden. Der Hoffa-Fettkörper wird mobilisiert, aber nicht reseziert, damit beim späteren Verschluss bei eventuell entstehender Faszien- und Kapsellücke diese mit Hoffa-Fettkörper geschlossen werden kann. Die Hoffa-Mobilisation erfolgt stumpf unter der Patellarsehne entlang der Bursa nach medial und nach dorsal bis zum Intermeniskalband.

Wenn eine deutliche Valguskontraktur vorliegt, kann zum jetzigen Zeitpunkt ein laterales kapsuläres Release oder in kontrakteren Fällen auch ein Release des Traktus iliotibialis unter Varusstress von seiner tibialen Insertion mit dem Skalpell durchgeführt werden. Alternativ können multiple kleine Schnitte des Traktus bis zu 10 cm oberhalb der Gelenklinie unter kontinuierlichem Varusstress erfolgen. Sollte die Valguskontraktur hierdurch nicht korrigiert werden können, ist das Release schließlich gegebenenfalls bis zur postero-lateralen Ecke und – in seltenen Fällen – dem Außenband an der Fibula und der Popliteussehne am dorsalen Femur fortzusetzen.

Osteotomie

Hiernach wird zur exakten Darstellung des Patellabandansatzes ein kleiner Hohmann-Haken unter das Ligamentum patellae gesetzt, welches dann nach medial weggehalten wird. Jetzt wird ein horizontaler, transversaler Knochenschnitt mit einem 5 mm breiten Meißel oberhalb der Patellasehneninsertion angelegt. Hiernach wird mit einem gebogenen Meißel eine 1–1,5 cm dicke Schuppe der Tuberositas tibiae longitudinal in einer Länge von 5–10 cm von lateral so begonnen, dass medial das Periost erhalten bleibt. Dies ist deswegen notwendig, da die Vaskularisation des Fragmentes so zum Teil erhalten bleibt, zum anderen ist das mediale Periost ein wichtiger zusätzlicher Stabilisator bei der späteren Osteosynthese der Osteotomie. Nach der Osteotomie wird das Fragment vorsichtig mit 2–3 Meißeln gleichzeitig über die gesamte Länge abgehoben und die Patella nach medial evertiert. In der Regel kann jetzt das Knie vorsichtig bis 90° gebeugt werden, ohne dass das mediale Periost zerreißt.

Refixation der Tuberositas und Naht

Nach Implantation der Kniegelenksendoprothese wird die Tuberositas dann mit 3,5 mm Zugschrauben refixiert. Die Zugschrauben sind in dorsaler Richtung nach kranial zu richten, sodass es nicht zum Herausziehen der Schrauben durch proximalen Zug des Fragmentes kommen kann. Es empfiehlt sich ferner, das Tuberositas-Fragment zu überbohren, sodass eine echte Zugschraubenwirkung eintritt. Wichtig ist unserer Erfahrung nach auch die Benutzung von Unterlegscheiben. Die Schrauben sollten bei tibialer Prothesenkomponente mit Stiel divergierend orientiert werden, entscheidend ist aber, dass die posteriore Kortikalis gegriffen wird. Sollte dies nicht möglich sein oder liegen etwa osteoporotische Knochenverhältnisse vor, können alternativ Spongiosaschrauben benutzt werden. Nach einem Beugeversuch zur Überprüfung der Stabilität der Osteosynthese erfolgt die Quadricepssehnennaht und dann der laterale Gelenkverschluss, bei jetzt häufig bestehender Lücke in der Kapsel sollte diese nicht durch eine Kapsel-zu-Kapsel-

Naht geschlossen, da hierdurch ein zu hoher Patellaanpressdruck beziehungsweise eine Patellalateralisierung entsteht, vielmehr sollte der entstandene Defekt durch den mobilisierten Hoffa-Körper oder Naht der medialen, präpatellaren Verschiebeschicht an die laterale Gelenkkapsel geschlossen werden. Der Hautverschluss erfolgt in Standardweise.

Weitere Variationsmöglichkeiten des Zugangs

Eine Variationsmöglichkeit liegt in der Durchführung der Osteotomie. Wir führen diese regelhaft mit einem Meißel durch, um den Knochensubstanzverlust von mehreren 1/10 mm durch eine oszillierende Säge zu vermeiden. Außerdem kommt es nicht zur Erhitzung des Knochens. Die Länge der Osteotomie kann zwischen 5–12 cm gewählt werden. Die längere Osteotomie bringt möglicherweise ein vergrößertes Risiko für eine Tibiafraktur mit sich. Die kürzere Osteotomie bringt womöglich ein erhöhtes Pseudarthroserisiko mit sich. Proximal kann zunächst eine horizontale Stufe unterhalb des Ligamentum patellae mit einem schmalen Meißel (Dicke 3–5 mm) angelegt werden. Dies vermeidet in Kombination mit der Osteosynthese des Fragmentes ein Höhertreten bei Gebrauch des Streckapparates. In unserer Klinik kommt die Technik mit der horizontalen Stufe und ohne die horizontale Stufe zur Anwendung. Wir haben Pseudarthrosen des Tuberositasfragmentes lediglich bei der Technik ohne die proximale Stufe feststellen können.

Wenn keine proximale Stufe der Osteotomie angelegt wurde, dann besteht die Möglichkeit, dass durch eine Repositionierung der Tuberositas tibiae der femoro-patellare Anpressdruck an die Prothesenverhältnisse angepasst wird. Ferner kann eine Medialisierung oder selten auch eine Lateralisierung der Tuberositas tibiae zum Abschluss der Operation erfolgen.

Variationen der Tuberositasrefixation

Es bestehen verschiedene Möglichkeiten der Osteosynthese des Fragmentes. Da durch Erhalt des medialen Periostes eine Rotationssicherung des Fragmentes eintritt, haben wir erfolgreich den beschriebenen Zugang mit Refixation auch mit nur einer Schraube mit Unterlegscheibe vielfach durchgeführt. Bei einer langen Osteoto-

mie oder bei einem Abriss des medialen Periostes ist aber auch die Fixierung mit zwei bis drei Schrauben möglich. Ein wichtiger Hinweis ist, dass bei mehrfacher Schraubenumpositionierung oder bei nicht sicherer posteriorer kortikaler Fixation der Schraube auf Spongiosaschrauben zurückgegriffen werden kann oder zumindest zwei oder gegebenenfalls drei Schrauben verwendet werden können.

Wir haben in sehr wenigen Fällen, bei sehr osteoporotischem Knochen, auf eine Schraubenosteosynthese verzichtet und auf eine Osteosynthese mit Draht zurückgegriffen. Sollte die Knochenqualität sehr schlecht sein, können gegebenenfalls auch Unterlegscheiben an die Ein- und Austrittsstellen des Drahtes im Knochen aufgelegt werden, sodass der Draht nicht durch den Knochen zieht.

Nachbehandlung

Je nach Stabilität der Osteosynthese des Tuberositasfragmentes führen wir eine standardmäßige Nachbehandlung mit 6 Wochen Teilbelastung von 15 kg durch. Sollte Zweifel an der Stabilität der Osteosynthese bestehen, empfiehlt es sich, ein aktives Anheben des betroffenen Beines bei gestrecktem Kniegelenk („straight-leg raises") für 6 Wochen postoperativ zu untersagen.

Behandlung der Komplikationen des lateralen Zugangs mit Tuberositasosteotomie

Die Hauptkomplikation stellt die Pseudarthrose beziehungsweise das Ausreißen des Tuberositasfragmentes postoperativ dar. Über diese mögliche Komplikation sollte man daher präoperativ aufklären. Unserer Erfahrung nach kann aber hier durch einen kleinen Eingriff mit Platzierung einer neuen Schraube mit Unterlegscheibe ohne erneute Dislokation des Fragmentes oder Débridement eine sichere Durchbauung innerhalb von wenigen Wochen erzielt werden.

Vereinzelt stören die Schraubenköpfe im subkutanen Fettgewebe, diese können dann in Lokalanästhesie nach radiologischer Durchbauung der Osteotomie entfernt werden.

Wir haben keine Erfahrung mit einem postoperativen Kompartmentsyndrom in der Tibialis-anterior-Loge. Wir wissen aber aus der Literatur und aus mündlichen Berichten, dass diese

Komplikation auftreten kann. Entscheidend ist daher, dass die im Rahmen des Zugangs durchgeführte Spaltung der Faszie des Musculus tibialis anterior dieser hiernach nicht wieder verschlossen wird, vielmehr sollte bei Kompromittierung dieses Muskels die Faszienspaltung weit nach distal vor Wundverschluss erfolgen.

Ergebnisse

Zwei Studien haben sich mit den Ergebnissen des lateralen Zuganges zum Kniegelenk in Kombination mit einer Osteotomie der Tuberositas tibiae beschäftigt. Arnold et al. haben in ihrer Studie ebenso wie Burki et al. nur sehr wenige bzw. keine Pseudarthrosebildung der Tuberositas beobachten können. Burki et al. beschrieben allerdings einen Fall mit Kompartmentsyndrom nach diesem Zugang.

Zusammenfassung

Der laterale Zugang zum Kniegelenk für die Kniegelenksendoprothetik ohne Osteotomie der Tuberositas tibiae ist in der Literatur seit vielen Jahren beschrieben (Keblish 1991). Nach unserer Erfahrung ist die Exposition hiermit allerdings deutlich schwieriger als mit Osteotomie der Tuberositas tibiae, die Variante des lateralen Zuganges zum Kniegelenk, welchen wir routinemäßig bei kontrakten Valgusknien durchführen. Die mögliche Hauptkomplikation des lateralen Zugangs mit Osteotomie der Tuberositas tibiae, nämlich die Pseudarthrose des Tuberositasfragmentes tritt auch nach unserer Erfahrung nur selten auf.

Literatur

Arnold MP, Friederich NF, Widmer H, Müller W (1999) Lateraler Zugang zum Kniegelenk mit Osteotomie der Tuberositas tibiae. Operative Orthopädie und Traumatologie 11(3):223–232

Burki H, von Knoch M, Heiss C, Drobny T, Munzinger U (1999) Lateral approach with osteotomy of the tibial tubercle in primary total knee arthroplasty. Clin Orthop Relat Res 362:156–161

Kayler DE, Lyttle D (1989) Surgical interruption of patellar blood supply by total knee arthroplasty. Clin Orthop Relat Res 229:221–227

Keblish PA (1991) The lateral approach to the valgus knee. Surgical technique and analysis of 53 cases with over two-year follow-up evaluation. Clin Orthop Relat Res 271:52–62

Ritter MA, Herbst SA, Keating EM, Faris PM, Meding JB (1996) Patellofemoral complications following total knee arthroplasty. J Arthroplasty 11:368–372

von Knoch M, Funke E, von Knoch F, Drobny T, Munzinger U (2001) Total knee arthroplasty in a patient with chronic occlusion of the superficial femoral artery. Arch Orthop Trauma Surg 121(3):177–179

KAPITEL 10

Minimalinvasive Operationstechnik (MIS) beim bicondylären Kniegelenkersatz

J. Schunck, J. Jerosch

Einleitung

Minimal invasive Operationsverfahren stoßen bei Patient und Operateur in gleichem Maße auf eine subjektive große Akzeptanz und stoßen auf eine steigende Nachfrage, da schon das Wortgeflecht eine hohe Qualität des Eingriffs suggeriert. So haben in den letzten Jahren minimal invasive gewebeschonende Operationsverfahren, bedingt durch die guten Erfahrungen in der Wirbelsäulen- und Schulterchirurgie sowie der Hüftendoprothetik auch beim endoprothetischen Kniegelenkersatz Einzug gehalten. Beim unikompartimentalen Kniegelenkersatz zeigen die ersten Erfahrungen überzeugend, dass durch einen verkleinerten Gelenkzugang ohne Umschlagen der Kniescheibe sowie ein weichteilschonendes Vorgehen postoperativ ein schneller Funktionsgewinn und eine kurze Rehabilitationsdauer erreicht werden können (Goodfellow 1986; Repicci 1999). Die Frage ist ob sich diese Ergebnisse auch auf den bicondylären Oberflächenersatz des Kniegelenkes übertragen lassen, welcher bei fortgeschrittenem Knorpelschaden aller Kompartimente seine Anwendung findet. Dabei ist zu beachten, dass die bisherigen Operationstechniken als standardisiert gelten. Die klassischen Zugänge erlauben durch die Eversion der Kniescheibe eine weite Exposition des Kniegelenkes und eine sichere Mobilisation des Streckapparates. Die Länge der Hautinzision variiert dabei zwischen 20 und 30 cm. Adäquates Weichteilregime und die zur Verfügung stehenden Implantate führen bei minimalem Abrieb der Prothesenteile zu sehr guten bis guten Langzeit-Ergebnissen über 15 Jahre bezüglich Funktion und Schmerzreduktion. Die Anzahl an Revisionsoperationen ist gering. Trotz der guten Resultate ist die Rehabilitationsphase nach Prothesenimplantation jedoch teilweise langwierig und schmerzhaft. Bei einer Befragung der Patienten nach den Ängsten vor einer anstehenden Prothesenoperation wird der Schmerz an erster Stelle genannt (Trousdale 1999). Daher sind in den letzten Jahren minimal invasive Operationsverfahren (MIS = Minimal Invasive Surgery) angetreten, um durch ein gewebeschonendes Vorgehen die Heilungs- und Rehabilitationsdauer verglichen mit den etablierten Standardprozeduren zu optimieren.

Operationstechnik

Die Erfahrungen mit der Einführung der minimal invasiven Operationstechnik beim unicondylären Kniegelenkersatz haben gezeigt, dass zunächst die Rahmenbedingungen geschaffen werden müssen, um bei reduzierter Exposition das Implantat sicher und reproduzierbar einsetzen zu können. Diese beschränken sich nicht auf einen kürzeren Hautschnitt sondern wirken sich auf den gesamten Operationsablauf aus. Erst die differenzierten Weichteiltechniken und die Änderungen des Standard-Instrumentariums erlauben eine Anwendung der MIS-Technik zur Implantation des bicondylären Oberflächengelenkersatzes.

Hautinzision

Die Hautinzision beginnt 2 cm proximal der Kniescheibe, zieht über das mittlere Drittel und endet 2 cm unterhalb der Gelenklinie. Die Länge der Inzision variiert von Patient zu Patient, in unserem Patientengut liegt sie zwischen 8 und 13 cm. Sie ist abhängig von der Größe des Femurs und der Länge des Ligamentum patellae. Dabei bedingt ein großes Femur ebenso eine längere Inzision wie ein kurzes Ligamentum patellae. Die Inzision wird bei 90 Grad gebeugtem Kniegelenk leicht medial der Patellamitte angelegt (Abb. 1a). Im Bedarfsfall ist der Hautschnitt

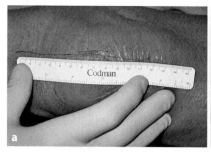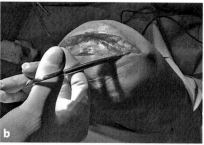

Abb. 1. a Planung der Länge und des Verlaufes der Hautinzision, **b** Gelenkeröffnung medial in 90° Flexion

nach distal um 2–3 cm zu erweitern, um einer verstärkten Spannung des Ligamentum patellae Rechnung zu tragen. Die Weichteile fallen seitlich weg, die nachfolgende Inzision der Gelenkkapsel wird erleichtert (Abb. 1b).

Gelenkeröffnung

Bei der Inzision der Gelenkkapsel ist dem Gedanken der MIS-Technik Rechnung zu tragen. Dies betrifft zunächst den proximalen Gelenkanteil. Dabei gibt es mehrere Varianten:

Der standardisierte *mediale parapatellare Zugang*, welcher nach proximal ca. 2–4 cm in die Sehne des M. quadriceps femoris ausläuft, würde abweichend von den Gedanken der MIS-Technik eine längere Hautinzision implizieren. Vorteil dieses Zugangs ist die weite Distanz zu den neurovaskulären Strukturen (Stern 1992).

Als Alternative bietet sich der weit verbreitete *Subvastus-Zugang* an (Hoffmann 1991). Vorteilhaft ist der Erhalt der Anheftung des M. vastus medialis und der Quadrizepssehne. Intraoperativ wird der Muskelbauch des M. vastus obliquus dargestellt und der distale Anteil von Kapsel und Retinaculum stumpf mobilisiert. Im Rahmen der Kniescheibeneversion stumpfe Abtrennung des Muskelbauches vom intermuskulären Septum zur Reduktion der Spannung auf das Ligamentum patellae. Vorteile dieses Zugangs sind reduzierter postoperativer Schmerz und ein stärkerer Streckmechanismus (Engh 1997). Schwierigkeiten sind bei Eversion der Kniescheibe sowie in der Exposition des Gelenkes insbesondere bei adipösen Patienten, Zustand nach Voroperationen, Beugekontrakturen, extremer Valgusachse und Patella infera in mehreren Veröffentlichungen beschrieben (Cushner, Hoffmann, Knezevich).

Der am meisten in Zusammenhang mit der MIS-Technik genannte Zugang ist der *Midvastus-Zugang*. Er gilt als Kompromiss zwischen

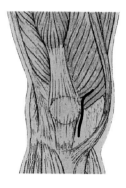

Abb. 2. „Mini-midvastus"-Zugang

dem *medialen parapatellaren* und dem *Subvastus-Zugang* (Maestro 1991). In Beugestellung des Kniegelenkes wird der M. vastus medialis in seiner gesamten Dicke im Verlauf der Muskelfasern geteilt, ausgehend von der superiormedialen Ecke der Kniescheibe und 2–3 cm nach proximal ziehend (Abb. 2). Bei diesem auch als Mini-midvastus bezeichneten Zugang wird die Quadricepssehne und der obere Recessus geschont. Der Grad des Releases ist abhängig von der Gewebsspannung und kann entsprechend graduell abgestimmt werden. Die Kniescheibe sollte anschließend in 45 Grad Beugestellung einfach seitlich aus der Trochlea zu luxieren sein. Falls dies nicht möglich ist, sollte die Inzision des M. vastus medialis obliquus 2–3 cm verlängert werden. Vorteilhaft wirkt sich bei diesem Zugang aus, dass die Eversion der Kniescheibe nicht durch den an der Quadrizepssehne anheftenden kompletten Teil des M. vastus medialis erschwert wird. Der Nachteil liegt in der Durchtrennung eines Muskels. Postoperative elektromyographische Untersuchungen zeigten zwar eine lokale Denervierung jedoch sind konsekutive Langzeitschädigungen nicht bekannt. Im Gegensatz zu dem parapatellaren Zugang zeigten klinische und Cybex-Untersuchungen eine schnellere Rehabilitation im Anschluss an den Midvastus-Zugang (Dalury 1999, Engh 1997, White 1999).

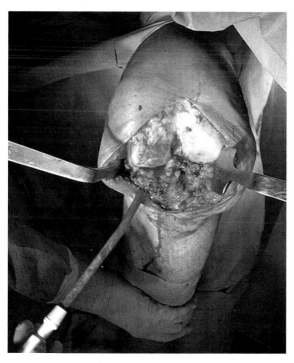

Abb. 3. Einsatz der schmalen Retraktoren, Aufstellen der Patella, Schutz der Weichteile, Verzicht der anterioren tibialen Subluxation

Nach Eröffnen des weiterhin 90 Grad gebeugten Gelenkes wird der gebogene Kniescheibenretraktor platziert (Abb. 3). Die Kniescheibe wird während der gesamten Operation durch den Retraktor in aufgestellter Position seitlich weggehalten. Das Kniegelenk verbleibt in 90 Grad Flexionsstellung, wodurch die dorsalen Weichteile besser geschützt und ein Abgleiten des Sägeblatts in den hinteren Gelenkabschnitt

bei tibialem Schnitt vermieden wird. Im Rahmen der weiteren Exposition wird auf eine anteriore Subluxation der Tibia verzichtet.

Instrumentarium

Die bislang auf dem Markt befindlichen speziellen Instrumentarien sind geeignet, den Anforderungen einer weichteilschonenden MIS-Technik zunächst gerecht zu werden. Die Implantathersteller haben Schneideblöcke und Retraktoren entsprechend den technischen Anforderungen angepasst. Die Schneideblöcke wurden verkleinert und erlauben auch eine gewisse Angulation des geführten Sägeblattes zum Anbringen der Schnitte eher leicht von der Seite (Abb. 4). Den schlankeren und 90 Grad abgewinkelten Retraktoren kommt die wichtige Aufgabe zu, die Einstellung eines „mobilen Fensters" zu ermöglichen (Abb. 5). Durch dieses Fenster wird auch bei kleiner Länge der Kapselinzision eine ausreichende Exposition gewährleistet, so dass die MIS-Technik unter Einhaltung der Grenzen infolge mangelnder Übersicht nicht verfahrensbedingt zu intra- oder postoperativen Komplikationen führt. Die Anbindung der Schneideblöcke an ein Navigationssystem ist bei den gängigen Kniesystemen bereits umgesetzt. Auch der Einsatz des Jet-Lavage-Systems trägt zur Verbesserung des Erkennens der Knochengrenzen auf kleinem Raum bei (Abb. 6). Das Instrumentarium gewährleistet über die gesamte Dauer der Operation ein gewebeschonendes Vorgehen, welches insbesondere nach Hautverschluss an den intakten umgebenden Weichteilverhältnissen sichtbar wird (Abb. 7).

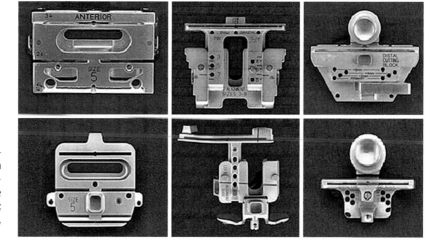

Abb. 4. Modifikation des Instrumentariums am Beispiel der femoralen Schneideblöcke: Obere Reihe Standardinstrumentarium, untere Reihe MIS-Instrumentarium (GENESIS™ II; Fa. Smith & Nephew, Memphis, USA)

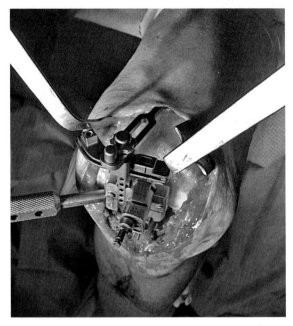

Abb. 5. Plazierung des femoralen Schneideblocks, Übersicht durch ein „mobiles Fenster"

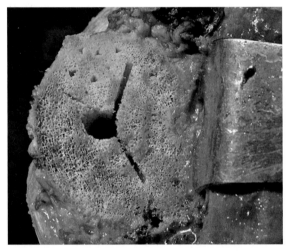

Abb. 6. Tibiale Gelenkfläche nach Einsatz des Jet-Lavage-Systems

Literaturergebnisse

Zum Thema MIS-Technik in der Knieendoprothetik liegen bislang nur einzelne Arbeiten vor. In den Internet-Suchmaschinen (Yahoo, Google, Lycos, altavista, fireball, excite) und den medizinischen Suchmaschinen (pubmed, medline, embase, chochrane library) fallen die Trefferquoten zur MIS-Technik in der Knieendoprothetik verglichen mit der MIS-Technik in der Hüftendo-

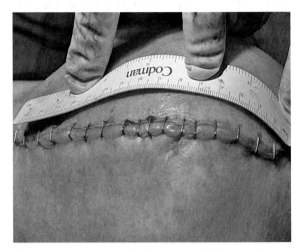

Abb. 7. Intraoperative Weichteilsituation nach Klammernaht

prothetik um 90% niedriger aus. Die größte Zahl der Publikationen über den minimal invasiven bicondylären Kniegelenkersatz sind Fallstudien, die nicht die Anforderungen einer Evidence basierten Medizin erfüllen (Rittmeister 2004). Die wenigen prospektiv angelegten Studien und Vergleichsstudien zeigen jedoch überaus gute und sehr gute kurzfristige Ergebnisse. Bei über 70 Patienten, die mit einer bicondylären Prothese in der MIS-Technik versorgt wurden, konnte innerhalb einer durchschnittlichen Nachuntersuchungsdauer von 9 Monaten eine Verringerung des intraoperativen Blutverlustes, eine Verkürzung des Krankenhausaufenthaltes, ein vergrößertes Bewegungsausmaß (ROM) und eine schnellere Rückkehr zur normalen Funktion beobachtet werden (Tria 2003). In einem größeren Kollektiv zeigten von 216 Kniegelenken der mit der MIS-Technik operierten Patienten insgesamt 210 Kniegelenke (97%) durchschnittlich 2–4 Jahre postoperativ ein gutes und sehr gutes Resultat im Knee Society Score (Bonutti 2004). Einer Narkosemobilisation mussten sich 6 Patienten unterziehen, 5 Patienten wurden nachoperiert, 2 Patienten erlitten eine tiefe Infektion. Wegen chronischer Schmerzen wurden 2 Tibiaplateaus gewechselt. Die Autoren kamen zu dem Schluss, dass zumindest kurzfristig die Ergebnisse mit denen der Standardzugänge vergleichbar seien. In einer Vergleichsstudie von insgesamt 61 Kniegelenken fand der gleiche Autor (Bonutti 2004), dass alle 32 Kniegelenke, die mit der MIS-Technik versorgt wurden, im Knee Society Score mit durchschnittlich 96 (90–100) Punkten ein höheres Punktergebnis aufwiesen, verglichen mit den 29 Kniegelenken, die in

Standardtechnik eingesetzt wurden und durchschnittlich nur 94 (80–100) Punkte erreichten. Beim Funktionsscore wurden in der MIS-Gruppe durchschnittlich 99 (90–100) Punkte respektive in der Standardgruppe durchschnittlich 90 (80–100) Punkte erzielt. In einer weiteren vergleichenden Studie wurden 40 Patienten nach Standard- und 37 Patienten nach MIS-Technik unter Verwendung des Mini-midvastus-Zugangs beobachtet (Haas 2004). Bei allen Patienten wurde eine posterior-stabilized Knietotalendoprothese implantiert. In der MIS-Gruppe konnte 6 und 12 Wochen postoperativ eine verbesserte Beugung von durchschnittlich 114 Grad (90°–132°) bzw. 122 Grad (103°–135°) im Vergleich zur Kontrollgruppe mit durchschnittlich 95 Grad (65°–125°) bzw. 110 Grad (80–125°) nachgewiesen werden. Nach einem Jahr betrug die ROM in der MIS-Gruppe durchschnittlich 125 Grad (110–135°) und lag damit signifikant höher (p < 0,001) als in der Kontrollgruppe mit durchschnittlich 116 Grad (95–130°). In der MIS-Gruppe konnte ein höherer postoperativer Kniegelenkscore nachgewiesen werden. Infektionen, neurovaskuläre Probleme oder Insuffizienzen des Streckapparates wurden nicht beobachtet. Ein Unterschied in der Ausrichtung der Prothesenkomponenten zeigte sich in beiden Kollektiven nicht. Eine signifikante Abweichung der Ergebnisse in der postoperativen Rehabilitation fand sich in einer Vergleichsstudie von 26 in der MIS-Technik über den Mini-midvastus Zugang und 32 Patienten in Standard-Technik versorgter Patienten (Laskin 2004). Nach 6 Wochen betrug die passive Flexion 115 Grad (SD ± 9°) für die MIS-Gruppe und 100 Grad (SD ± 10°) für die Standard-Gruppe (p = 0,02). Die Änderung des Knie-Scores war signifikant höher in der MIS-Gruppe (p = 0,03). Kein signifikanter Unterschied fand sich mehr in puncto Schmerzniveau, Streckung und Funktions-Score. Nach 3 Monaten glichen sich die Ergebnisse beider Gruppen an. Grenzen der Anwendung der MIS-Technik beim Oberflächenersatz werden bei einer Varusfehlstellung über 15 Grad, einer Valgusfehlstellung über 20 Grad, einer Beugekontraktur von mehr als 10 Grad und/oder einer Einschränkung des Gesamtbewegungsausmaßes (ROM) unter 90 Grad gesehen (Scuderi 2004). Die besten Ergebnisse lassen sich vergleichend bei schlanken Frauen mit dünnen Femora und einer guten Kniegelenkbeweglichkeit präoperativ erzielen (Tenholder 2005).

Diskussion

Der Terminus minimal invasive Chirurgie in Zusammenhang mit der Implantation bicondylärer Knieendoprothesen wird primär durch die Länge einer Hautinzision unter 14 cm definiert. Dies sagt jedoch nichts über den potentiellen Nutzen der Operationstechnik für den Patienten aus und sollte auf keinen Fall das Hauptmerkmal der Methode darstellen (Haas 2004; Laskin 2004). Nicht alle Patienten sind für eine minimal invasive Vorgehensweise geeignet. Die Länge der Inzision korreliert grundsätzlich mit der Größe des Femur, der Länge der Kniescheibensehne, der Größe des Implantates und der Elastizität der Haut. Patienten mit einem starken M. vastus medialis, vorzugsweise Männer, benötigen durch die Muskelmasse eine längere Inzision (Scuderi 2004). Die Weichteilsituation bei rheumatoider Arthritis, Diabetes, Steroidmedikation und Voroperationen mit Narbenbildung schränken die Indikation zum MIS-Vorgehen ein. Grundlegend für eine erfolgreiche MIS-Technik ist und bleibt der erfahrene Kniechirurg, der trotz reduzierter Exposition die anatomischen Landmarken auffindet, um den Eingriff in gekannter Weise durchzuführen. Grundsätzlich sind durch die kleinere mediale Exposition des Gelenkes insbesondere die Anlage der tibialen Resektionsschnitte, die Entfernung von Knochenzementresten und die sichere lateralseitige Fixation der Probekomponenten erschwert. Ein intraoperativer Kompromiss ist nie einzugehen, der Hautschnitt ist in allen Fällen zu verlängern, so dass eine ausreichende Exposition und weichteilschonendes Vorgehen gewährleistet ist. Unter dem Aspekt einer minimalen Exposition bietet sich der Mini-midvastus-Zugang an. Durch den Verzicht auf die Patellaeversion ist eine schnellere Wiedererlangung der Quadricepsfunktion zu erlangen. Eigene Erfahrungen zeigen, dass bei schlankem Habitus durchaus jedoch auch alternative Zugänge ausgeführt werden können.

Nach den Kriterien einer Evidenz basierten Medizin steht für die MIS-Technik bei Implantation bicondylärer Oberflächenprothesen derzeit noch kein ausreichendes Datenmaterial zur Verfügung. Zwei Level I-Studien beschreiben die Operationstechnik, das Instrumentarium und kurzfristige 1–5-Jahresergebnisse (Laskin 2004; Tria, 2003). Erste vergleichende Studien weisen bislang nur kleine Fallzahlen und kurze Beobachtungszeiten auf (Bonutti 2004; Haas 2004; Laskin, 2004). Bezogen auf die Ausrichtung der Komponenten wurde in einer vergleichenden Level III-Studie von 30 Patienten postoperativ in 4 Fällen eine minimale Varusabweichung des Tibiaplateaus (< 87 Grad) diagnostiziert (Dalury 2005).

Zu beobachten ist, dass sich Operationstechnik, Implantate und Instrumente fortlaufend synergistisch unter Beachtung der anatomischen Grundlagen den gestiegenen chirurgischen Anforderungen anpassen, um dem hohen Anspruch eines reproduzierbaren weichteilschonenden Operationsverfahrens im Sinne der MIS-Technik gerecht werden zu können. Weitere Studien, insbesondere kontrolliert prospektiv angelegte Vergleichsstudien, werden folgen müssen, um die Vorteile der MIS-Technik gegenüber der etablierten standardisierten Verfahrensweise beim bicondylären Oberflächenersatz auch im mittel- und langfristigen Bereich auszuwerten. Ebenfalls sind harte Ausschlusskriterien zu definieren, um diese innovative Technik nicht bereits in ihren Anfängen wieder in den Schatten zu stellen.

Literatur

Bonutti PM, Mont MA, McMahon M, Ragland PS, Kester M (2004) Minimally invasive total knee arthroplasty. J Bone Joint Surg 86A:26–32

Cushner FD (2003) The subvastus approach to the knee. J Knee Surg 16:52–54

Dalury DF, Jiranek WA (2005) A comparison of the midvastus and paramedian approaches for total knee arthroplasty. J Arthroplasty 440:77–81

Dalury DF, Dennis DA (1986) Mini-incision total knee arthroplasty can increase risk of component malalignment. Clin Orthop 205:21–43

Engh GA, Holt BT, Parks NL (1997) A midvastus muscle splitting approach for total knee arthoplasty. J Arthroplasty 12:322

Goodfellow JW, O'Connor J (1986) Clinical results of the Oxford knee. Surface arthroplasty joint with a meniscal bearing prothesis. Clin Orthop 205:21–43

Haas SB, Cook S, Beksac B (2004) Minimally Invasive Total Knee Replacement through a Mini Midvastus Approach: A Comparative Study. Clin Orthop 428:68–73

Hoffman AA, Plaster RI, Murdock LE (1991) Subvastus (Southern) approach for primary total knee arthroplasty. Clin Orthop, pp 269–270

Knezevich S, Engh GA, Predis FE, Dywer KA, Peters PC (1992) Comparison of subvastus quadriceps-sparing and standard anterior quadriceps-splitting approaches in total knee arthroplasty. Orthop Trans 16:101

Laskin RS, Beksac B, Phongjunakorn A, Pittors K, Davis J, Shim J, Pavlov H, Petersen M (2004) Minimally Invasive Total Knee Replacement through a Mini-midvastus Incision. An Outcome Study. Clin Orthop 428:74–81

Maestro A, Suarez MA, Rodriguez L, Guerra C, Murcia A (2000) The midvastus surgical approach in total knee arthroplasty. Int Orthop 24:104–107

Rittmeister M, König DP, Eysel P, Kerschbaumer F (2004) Minimal-invasive Zugänge zum Hüft- und Kniegelenk bei künstlichem Gelenkersatz. Der Orthopäde 33:1229–1235

Repicci JA, Eberle RW (1999) Minimally invasive surgical technique for unicondylar knee arthroplasty. J South Orthop Assoc 8:20–27

Scuderi GR, Tria AJ (2004) Minimal Incision Total Knee Arthroplasty. Techniques in Knee Surgery 3(2):97–104

Stern SH, Insall JN (1992) Posterior stabilized prosthesis. Results after follow-up of nine to twelve years. J Bone Joint Surg 74A:980–986

Tenholder M, Clarke HD, Scuderi GR (2005) Minimal-incision total knee arthroplasty: The early clinical experience. Clin Orthop 440:67–76

Tria AJ Jr, Coon TM (2003) Minimal incision total knee arthroplasty: early experience. Clin Orthop Relat Res 416:185–190

Trousdale RT, McGrory BJ, Berry DJ, Becker MW, Harmsen WS (1999) Patients' concerns prior to undergoing total hip and total knee arthroplasty. Mayo Clin Proc 74(10):978–982

White RE, Allman JK, Trauger JA, Dales BH (1999) Clinical comparison of the midvastus and medical parapatellar surgical approaches. Clin Orthop 367:117–122

KAPITEL 11

Minimalinvasive Knietotalendoprothetik

M. Pietsch, O. Djahani, S. Hofmann

Einführung

Die minimalinvasive Chirurgie (Minimally Invasive Surgery – MIS) hat sich in den letzten Jahren in der Kniechirurgie bei der Implantation unikondylärer Knieprothesen durchgesetzt. Der Vorteil besteht in einem weniger belastenden Eingriff, weniger Schmerzen, kürzerer stationärer Verweildauer und signifikant schnellerer Rehabilitation. Basierend auf diesen guten Erfahrungen wurden verschiedene minimalinvasive Techniken zur Implantation einer Knietotalendoprothese (KTEP) entwickelt [1, 2, 8, 9, 10, 13, 14, 17, 19, 21]. Ziel ist die sichere Implantation der Prothesenkomponenten mit den Vorteilen der Muskel und Sehnen schonenden Chirurgie. Erste viel versprechende Ergebnisse liegen vor [2, 8, 10, 13, 14, 21]. Die neuen Techniken erscheinen aufwendiger im Vergleich zur konventionellen und haben eine Lernkurve mit höherer Komplikationsrate, eine breite Anwendung erfolgte bisher daher nicht.

Kontroverse – Warum minimalinvasive Knietotalendoprothetik?

Die konventionelle offene Technik zeigt ausgezeichnete mittel- bis langfristige Ergebnisse. Dennoch besteht eine Diskrepanz von 10–15% bei den nicht zufrieden stellenden Ergebnissen zwischen den Topergebnissen in der Literatur und den Ergebnissen im Schwedenregister [15] und anderen Metaanalysen.

Der Grund für eine frühzeitige Revision einer schmerzhaften Prothese oder Prothesenversagen ist in 80–90% eine Implantationsabweichung (Achsfehlstellungen, Instabilitäten, Prothesenfehlpositionierungen) [18].

Eingeschränkte Sicht und neue Techniken erschweren die Implantation bei der minimalinvasiven Chirurgie. Eine Lernkurve ist unvermeidbar. Der durchschnittlich ausgebildete Operateur wird zu Beginn seine Komplikationsrate erhöhen, Implantationsabweichungen werden zunehmen [7]. Demgegenüber bestehen Vorteile, die, was wir bis zum jetzigen Zeitpunkt wissen, nur für eine postoperative Periode von 3–6 Monaten bestehen [2, 3, 8, 13, 14, 21]. Wenn die MIS-Techniken nicht beweisen können, dass sie in den entscheidenden Implantationspunkten (Achsausrichtung, Weichteilbalancierung, Positionierung und Fixation der Implantate, Komplikationen) genauso gut sind wie die offenen, werden diese Methoden nur ein moderner Trend sein, der von den Operateuren und Patienten nicht angenommen werden wird [9]. Es sollten allein die Vorteile bleiben ohne zusätzliche neue Nachteile.

Was ist minimalinvasive Knietotalendoprothetik?

■ **Terminologie verschiedene Zugänge.** Die Frage – was ist MIS in der Knieendoprothetik – ist zunächst nicht einfach zu beantworten. So sind für verschiedene Techniken unterschiedliche Terminologien beschrieben worden, es entwickelte sich teilweise eine „Trademark"-Chirurgie, wobei jede Firma bzw. jeder Operateur „minimalinvasiv" für sich beschreibt und definiert.

Prinzipiell sind zwei Gruppen von Techniken zu unterscheiden: die weniger invasiven und die minimalinvasiven (Tabelle 1).

Weniger invasive Techniken haben sich seit über 10 Jahren als Mid- und Subvastus-Zugänge etabliert. Die Mini-Incision-Technik stellt eine Adaptation des klassischen medianen Zugangs mit einer Verkleinerung der Inzision in die Rektussehne auf 2–4 cm dar. Hauptsächlich definieren sich die weniger invasiven Techniken über ihren Zugang, eine neue Operationstechnik liegt nicht vor. Alle weniger invasiven Techniken kommen ohne wesentliche Weiterentwicklung der Instrumente aus.

Tabelle 1. Terminologie minimalinvasive Knietotalendoprothetik

Weniger invasive Technik
- Mini-Incision
- Midvastus
- Subvastus

Minimalinvasive Technik (MIS)
- MINI
  - Mini-Midvastus-Incision
  - Mini-Subvastus-Incision
- Quadrizeps schonend

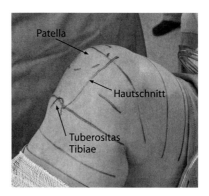

Abb. 1. Hautschnitt minimalinvasive Zugänge

Tabelle 2. Prinzipien minimalinvasive Knietotalendoprothetik

- Hautschnitt und Arthrotomie so klein wie möglich
- Rektussehne wird nicht tangiert
- Rezessus superior wird nicht eröffnet
- Patella wird nicht evertiert
- Tibia wird nicht disloziert
- Fensterchirurgie
- Knieflexion wird den Operationsschritten angepasst

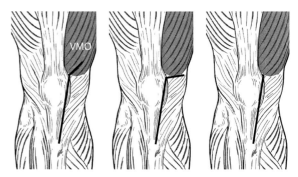

Abb. 2. Arthrotomie Mini-Midvastus-Incision, Mini-Subvastus-Incision und Quadrizeps schonend

Bei den minimalinvasiven Operationen muss zwischen der MINI [2, 8, 10, 13, 17, 19, 21] und der Quadrizeps schonenden [1, 14] unterschieden werden (Tabelle 1). Beide beschreiben neue Operationstechniken mit neuen Instrumenten. Eine Operation in durchgehend gleicher Knieflexionsstellung ist nicht mehr möglich, die Position muss ständig verändert werden (Beinhalter), der Einsatz der Retraktoren erfolgt abwechselnd lateral und medial („Fensterchirurgie"), eine Luxation der Tibia gegen das Femur findet nicht statt (Tabelle 2). Während bei den MINI-Techniken weiterhin von vorne unter Sicht aller wichtigen Landmarken operiert wird, wird bei der Quadrizeps schonenden teilweise von der Seite geschnitten, wichtige Bezugspunkte können nicht mehr gesehen werden. Während ein Patellaersatz bei den MINI-Techniken nicht notwendig ist, muss bei der Quadrizeps schonenden aus Platzgründen die Patella meist zu Beginn geschnitten werden. Prinzipiell können die MINI-Techniken auch von lateral operiert werden, bei der Quadrizeps schonenden ist dies aus instrumenten-technischen Gründen derzeit in Europa nicht möglich.

Beide MIS-Techniken verwenden den gleichen Hautschnitt mit einer Länge von 7–13 cm (Abb. 1). Die Arthrotomie erfolgt beim Quadrizeps schonenden Zugang vom oberen Patellapol bis medial der Tuberositas tibiae und wird beim Mini-Midvastus-Incision-Zugang über den M. vastus medialis obliquus (VMO) und beim Mini-Subvastus-Incision-Zugang über den Subvastus-Anteil erweitert (Abb. 2). Die Rektussehne wird nicht tangiert, ein Evertieren der Patella findet nicht statt (Tabelle 2). Neueste Entwicklungen der minimalinvasiven Knietotalendoprothetik ziehen veränderte Implantate (zweiteilige Tibiakomponente) in die Operationstechnik mit ein, um die Implantation der Komponenten zu erleichtern.

Patientenauswahl

Nicht alle Patienten sind gleichgut zur minimalinvasiven Implantation einer KTEP geeignet (Tabelle 3). Junge, aktive und motivierte Patienten stellen das ideale Patientenkollektiv dar. Aber auch ältere Patienten können profitieren (geringeres Operationstrauma, geringerer Blutverlust, schnellere Rehabilitation). Adipöse und muskelkräftige Patienten sind meist schwieriger

Tabelle 3. Relative Kontraindikationen der minimalinvasiven Knietotalendoprothetik

- Deformitäten, bei denen ggf. „constraint" Prothese notwendig wird
- Posttraumatische Arthrose
- Z.n. Kniegelenkinfekt
- Chronische Polyarthritis
- Osteoporose

zu operieren und sollten nicht zu Beginn ausgewählt werden. Das Gewicht bzw. der Body-Mass-Index (BMI) ist aber nicht der entscheidende Faktor bei der Entscheidung für oder gegen MIS. So stellen eine tief stehende, dicke Patella und große Femur- und Tibiaimplantatgrößen eher limitierende Faktoren dar. Es muss mit einer gleitenden Patella gearbeitet werden und insbesondere die dorsalen Anteile des Tibiaimplantates über die knöchernen Femurkondylen bei der Implantation gebracht werden. Präoperativ planbare Richtlinien fehlen jedoch (noch), so dass der Operateur sich individuell entscheiden muss.

Mit den MINI-Techniken können prinzipiell alle Deformitäten versorgt werden.

Die Quadrizeps schonende Technik ist nur bei „normalen Arthrosen" ohne wesentliche Deformitäten (Varus-/Valgusdeformität <15°) empfehlenswert. Die ideale Indikation stellt hierbei eine anteromediale Arthrose dar, bei der wegen einer retropatellaren Arthrose keine Schlittenprothese mehr implantiert werden kann.

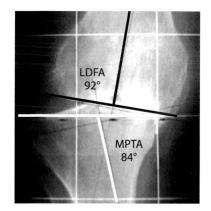

Abb. 3. Ganzbeinröntgen im Stehen: LDFA, MPTA, Achse der Deformität

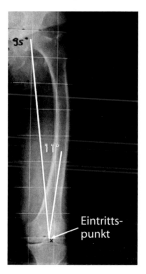

Abb. 4. Ganzbeinröntgen im Stehen: intramedullärer Winkel, femoraler Eintrittspunkt

Präoperative Planung – konventionelle Navigation

Zur Planung der Implantation einer KTEP in minimalinvasiver Technik ist wie auch bei der konventionellen ein Ganzbeinröntgen im Stehen zu empfehlen. Auf eine standardisierte Aufnahmetechnik zur Vermeidung von Rotationsfehlstellungen ist zu achten.

In Anlehnung an Paley [11] werden auf der Ganzbeinaufnahme der LDFA (lateral distal femur angle), der MPTA (medial proximal tibia angle) und der Grad der Deformität bestimmt (Abb. 3). Ziel ist immer die Implantation der KTEP in neutraler Achse ±3° mit einem LDFA und MPTA von 90°. Die intraoperativen Korrekturschnitte an Femur und Tibia ergeben sich

aus der Abweichung von diesen 90°. Die instrumentell vorgegebenen Schnitte können so vom Operateur kontrolliert und bei Abweichungen zur Planung intraoperativ angepasst bzw. nach dem Schneiden manuell mit der Schieblehre gemessen werden (Schnittverifikation, „konventionelle Navigation") [12]. Der intramedulläre Winkel (Abweichung der anatomischen zur mechanischen Achse des Femurs) und der femorale und tibiale Eintrittspunkt der intramedullären Ausrichtung werden ebenfalls am Ganzbeinröntgen bestimmt (Abb. 4). Dadurch können Abweichungen des distalen Femurschnittes z.B. aufgrund eines sehr varischen oder valgischen Schenkelhalses oder gebogenen Femurschaftes vermieden werden.

Eigene Technik

In 90% der Patienten verwenden wir die Mini-Midvastus-Incision-Technik, in 10% die Quadrizeps schonende [9]. Die Mini-Subvastus-Incision Technik hat aus unserer Sicht gegenüber der Mini-Midvastus-Incision-Technik keine Vorteile, die Gelenkdarstellung ist aber erschwert, häufig muss zum konventionellen Subvastus Zugang erweitert werden.

Wir operieren mit Blutsperre in „Femur First"-Technik unter Verwendung eines Beinhalters (De Mayo Knee Positioner®, Innovative Medical Products Inc., Plainville, USA), mit dem der Flexionsgrad des jeweiligen operativen Schrittes eingestellt werden kann.

Mini-Midvastus-Incision-Technik

Der Hautschnitt beträgt zwischen 7–13 cm und wird in 60–80° Flexion durchgeführt. Die Länge ist abgesehen vom kosmetischen Ergebnis und individuellem Patientenempfinden nicht der entscheidende Punkt bei der minimalinvasiven Operation. Das subkutane Gewebe wird oberhalb der Gelenkkapsel unter Schonung der Gefäße sparsam mobilisiert, um so die „Fensterchirurgie" zu unterstützen. Landmarken sind dabei die Tuberositas tibiae und der M. vastus medialis obliquus (VMO). Die Gelenkeröffnung erfolgt in gleicher Position durch eine mediale gerade parapatellare Inzision und läuft vom Oberrand der Patella nach distal, wobei sie medial der Tuberositas tibiae ausläuft. Anschließend führen wir einen stumpfen Schnitt des VMO von 2–4 cm Länge durch („VMO Snip"). Dieser geht vom Oberrand der Patella um 45° nach medial aufsteigend entlang der Fasern des Muskels. Dadurch kann im Folgenden mit einer gleitenden Patella gearbeitet werden, der Hoffa'sche Fettkörper wird entfernt. Anschließend wird das intramedulläre Führungssystem mit dem Schnittblock eingeführt und der distale Schnitt durchgeführt, wobei erst medial, dann lateral unter Schonung der Seitenbänder gesägt wird. Ausrichtung des Tibiaschnittes intra- oder extramedullär in einer Beinflexion von 30–40° und Schneiden der proximalen Tibia. Größenbestimmung des Femurs, Festlegung der Rotation parallel zur Epikondylenlinie und in 90° zur Whiteside-Linie, Schneiden des Femurs mit einem 4 in 1-Schnittblock. In Streckstellung werden Meniskus und Kreuzbandreste entfernt.

Die Achse, die Bandsymmetrie und das Verhältnis Beug- zu Streckspalt werden überprüft. Falls notwendig, wird die knöchernen Achse mit einem Nachschneideblock korrigiert. Durchführung eines notwendigen Weichteilreleases bis zur Bandsymmetrie. Gegebenenfalls Korrektur eines knöchernen Beuge-Streckspaltmismatches. Fertigpräparation der Tibia in 30–50° Flexion und Implantation der Probetibia. In 90° Flexion Schneiden der Femurbox. Implantation des Probefemurs. Das Probe-Inlay wird in 30° Flexion und Streckung eingebracht. Überprüfung der Balanzierung in 20° Flexion, in 60° Midflexion und in 90° Beugung, des Verhältnisses Beuge- zu Streckspalt, der vollen Streckung, der Rotation und des Patellalaufs. Durchführung des Patellaersatzes in Streckstellung. Die Patella wird beim Schneiden nicht evertiert, sondern in eine 90° Position aufgekippt. Nach der Implantation der Originalimplantate (Tibia und Femur) werden Zementreste in Streckstellung entfernt. Das Original-Inlay wird zum Schluss in 30° Flexion und Streckung eingebracht. Verschluss der Arthrotomie und der Haut in 60–80° Flexion. Die „VMO Snip" wird dabei mit 2–3 Nähten adaptiert.

Perioperatives Procedere

Die schonendere Operationstechnik kann insbesondere durch eine optimierte analgetische Versorgung des Patienten und eine individuelle Physiotherapie noch bessere Ergebnisse erzielen [6, 16]. Eine hohe Compliance und Motivation des Patienten trägt entscheidend zum Erfolg bei. So sollte zum Zeitpunkt der Operationsindikation die erste Aufklärung erfolgen. Ergänzend sollten Informationsbögen ausgehändigt werden, auf denen die minimalinvasive Technik und das perioperative Procedere ausführlich dargestellt werden. Idealerweise findet Wochen vor der Operation ein Treffen in einer kleineren Gruppe von Patienten statt. Hier wird die chirurgische Technik noch einmal ausführlich dargestellt und Fragen beantwortet. Die Patienten werden über die Möglichkeiten der Schmerztherapie unterrichtet und angehalten bereits vor der Operation mit der oralen Schmerzmedikation zu beginnen. Die postoperative Physiotherapie wird erläutert, Möglichkeiten und Grenzen gezeigt und die Erwartungshaltung hinsichtlich der Beweglichkeit besprochen. Die Patienten sollten motiviert, mit definierten Zielen und aufgeklärt vorbereitet sein.

Perioperative Schmerztherapie, Anästhesie

Der postoperative Schmerz kann durch die präoperative Gabe von Schmerzmedikamenten deutlich reduziert werden [5, 16]. Vorteilhaft sind
Schmerzmittel, die die Thrombozytenfunktion
nicht beeinträchtigen. So wird die Kombination
aus Cyclooxygenase-(II)-Hemmern und oralem
Opioid 1 Woche vor und 1–2 Stunden vor der
Operation empfohlen [5, 6, 16, 22]. Durch die Gabe von Cyclooxygenase-(II)-Hemmern 2 Tage vor
der Operation konnte ein höheres Bewegungsausmaß 4 Wochen nach der Implantation einer KTEP
erzielt werden [5]. Der Einsatz muss aufgrund des
kardiovaskulären Risikos jedoch kritisch betrachtet werden, in den aktuellen Publikationen aus
den USA wird zum perioperativen Schmerzmanagement Celecoxib empfohlen [5, 6, 16].

Es besteht die Möglichkeit der intraoperativen lokalen periartikulären Injektion als Ergän-
zung zum entsprechend ausgewählten Schmerzmanagement. So zeigten Patienten nach Implantation einer KTEP, denen eine Kombination aus
Lokalanästhetikum, nicht-steroidalem Analgeti-
kum, Opioid und Epinephrin injiziert wurden,
signifikant weniger Schmerzmittelverbrauch und
einen reduzierten Wert auf der visualisierten
Schmerzskala als eine Kontrollgruppe [4].

Um eine frühe Rehabilitation mit guter Beweglichkeit im operierten Kniegelenk zu ermöglichen, sollten alle Optionen der postoperativen
Analgesie ausgenutzt werden. Neben dem be-
kannten 3 Stufen-Schema der WHO stehen spezifische Analgesieverfahren zur Verfügung.

Die patientenkontrollierte Schmerzpumpe
(patient-controlled analgesia PCA) mit der Gabe
von intravenösen Opioiden zeigt obwohl weit
verbreitet nur eine insgesamt mäßige Analgesie
[6, 16]. Insbesondere in den ersten 24–36 Stunden ist die Schmerzreduktion oft unzureichend,
wird aber im Verlauf besser. Die schmerzfreie
Rehabilitation wird nur bedingt unterstützt, die
Patientenzufriedenheit ist jedoch besser als im
Vergleich zur nicht patientenkontrollierten intravenösen Opioidgabe.

Die epidurale Schmerztherapie mit lokalem
Anästhetikum und Fentanyl oder Morphin stellt
insbesondere in den USA die Methode der Wahl
nach der Implantation einer KTEP dar [6, 16, 23].
Sie zeigt eine sehr gute Analgesie mit der Möglichkeit einer frühen schmerzarmen Rehabilitation.
Die Patientenzufriedenheit ist meist hoch, die Fle-
xibilität kann durch patientenkontrollierte Abga-
be noch gesteigert werden. Die Gefahr einer epi-

duralen Infektion bedingt durch den Katheter
wird insgesamt als niedrig bewertet, die Dauer
der Anwendung wird mit 3–4 Tagen angegeben.
Bekannte Nebenwirkungen stellen die motorische
Blockade, Störungen der Urinausscheidung,
Atemdepression, Pruritus, Schwindel, Übelkeit
und Erbrechen dar. Nicht unproblematisch erscheint die Verwendung unter niedermolekularem
Heparin, da es beim Setzen oder Entfernen des
Katheters zu Epiduralhämatomen kommen kann,
so dass in Europa die Empfehlung gilt, den Katheter erst nach einem Zeitraum von einigen Stunden
nach der Heparinapplikation zu entfernen.

Es besteht die Möglichkeit der präoperativen
lokalen Nervenblockade des N. ischiadicus und
des N. femoralis (3 in 1-Block: N. femoralis, N.
cutaneus femoralis lateralis, N. oburatorius) mit
Lokalanästhetikum durch einen erfahrenen
Anästhesisten [6, 16, 23, 24]. Der Nerv wird dabei durch Elektrostimulation durch die Injektionsnadel aufgesucht. Die sehr gute Analgesie
besteht bei einmaliger Injektion für 8–24 Stunden nach der Operation, bei Verwendung eines
Katheters kann die Gabe kontinuierlich oder
auch patientenkontrolliert erfolgen. Bekannte
Nebenwirkungen sind eine motorische Blockade
mit erschwerter Mobilisation, Nervenschädi-
gung, akzidentelle Gefäßpunktion, Infektion
und prolongierte Blockadeverläufe,

Unabhängig vom anästhesiologischen Verfahren sollte postoperative Übelkeit oder Erbrechen
hinsichtlich einer schnellen Rehabilitation vermieden werden. Die Gabe von intravenösen
Opioiden sollte während der Operation möglichst gering gehalten werden [6]. Entsprechend
prophylaktische Medikamente sollten nach der
Einleitung und kurz vor dem Ende der Operation gegeben werden.

Physiotherapie

Idealerweise wird dem Patienten präoperativ der
Ablauf der postoperativen Physiotherapie vorgestellt [16]. Sämtliche Übungen, der Umgang
mit der Motorschiene, den Krücken und die
Wichtigkeit der wiederholten Kryotherapie werden beschrieben. Die individuellen Ziele des Patienten sollten hinsichtlich Beweglichkeit und
Mobilität definiert werden. Die physiotherapeutische Betreuung nach dem Krankenhausaufenthalt
(ambulant, Anschlussheilverfahren, Kontrollen)
sollte präoperativ geklärt sein. Patienten mit speziellen präoperativen Voraussetzungen wie schwe-

ren Deformitäten, posttraumatischen Arthrosen, einer schlechten präoperativen Beweglichkeit oder einem Streckdefizit im Kniegelenk sollten auf diese Bedingungen hingewiesen werden. Die Physiotherapie nach Implantation einer KTEP in minimalinvasiver Technik beinhaltet im Wesentlichen die gleichen Übungen wie bei der konventionellen Technik, geht aber schneller voran. So ist Treppensteigen bereits meist am 2. oder 3. Tag möglich, auf Krücken kann oft nach einer Woche verzichtet werden. Koordinationsübungen können früher durchgeführt werden, Übungen auf dem Ergometer sind in der ersten Woche möglich, das Bewegungsausmaß der Motorschiene kann zügig gesteigert werden, die meisten Patienten erreichen eine Flexion von 90° innerhalb einiger Tage. Insgesamt sollte die physikalische Therapie individuell stattfinden, dem postoperativen Schmerzmanagement kommt ein noch höherer Stellenwert als bei der konventionellen Operation zu.

Bisherige Ergebnisse

Die ersten Ergebnisse zeigen, dass Patienten mit der MIS-Technik weniger Blutverlust, eine signifikant frühere Mobilisation, bessere Beweglichkeit, weniger Schmerzen und Schwellung und eine höhere Zufriedenheit zeigen [1, 2, 3, 8, 10, 13, 14, 19, 21]. Dadurch sind zumindest theoretisch das allgemeine Operationsrisiko, der Schmerzmittelverbrauch und das Risiko einer Thromboembolie verringert. Entsprechende Daten stehen aber dazu derzeit noch nicht zur Verfügung. Die von der Mayo Clinic in einer Studie evaluierten beiden Hauptängste von Patienten vor einer KTEP Implantation (Schmerzen und lange Rehabilitation) [20] scheinen mit der MIS-Technik reduziert bzw. gelöst zu sein. In der Literatur finden sich bisher nur einige wenige Arbeiten mit kurzfristigen Ergebnissen [2, 8, 10, 13, 14, 21]. Der signifikante Unterschied zu den konventionellen offenen Techniken wird jedoch von allen Autoren beschrieben. Als Nachteile bestehen die individuelle Lernkurve und die längere Operationszeit. Inwieweit der theoretische Vorteil der Quadrizeps schonenden Technik [1, 14] als der derzeit am wenigsten traumatisierende Eingriff gegenüber den anderen MIS-Techniken sich auch klinisch darstellen lässt, konnte bisher in der Literatur nicht geklärt werden. Die Vorteile der minimalinvasiven Chirurgie scheinen nur für 3–6 Monate zu bestehen. Danach berichten alle Autoren, dass keine klinisch relevanten Unterschiede zu den konventionellen Techniken beobachtet werden konnten. Längerfristige Vorteile, die theoretisch durch die bessere Propriozeption vorliegen sollten, konnten bis jetzt nicht nachgewiesen werden.

Eigene Erfahrungen

Nach den positiven Erfahrungen mit den minimalinvasiven Schlittenprothesen haben wir im November 2003 mit der minimalinvasiven Knietotalendoprothetik begonnen. Nach der Lernkurve von 107 Implantationen im ersten Jahr und Standardisierung der Operationstechnik erfolgte die Übernahme der Technik in unser tägliches Routineprogramm. Seit November 2004 führen wir Primärimplantationen nur noch in MIS-Technik durch. Es wurden seither über 500 Operationen durchgeführt.

Die Ergebnisse von 100 konsekutiven Patienten im durchschnittlichen Alter von 67 (54–83) Jahren, die nach der Lernkurve in Mini-Midvastus-Incision-Technik operiert wurden, sollen hier kurz wiedergegeben werden. Es handelte sich um 73 Frauen und 27 Männer mit einem durchschnittlichen BMI von 28 (21–40) mit einer Varusdeformität von 8° (1–21°) bei 83 Patienten und einer Valgusdeformität von 7° (4–17°) bei 17 Patienten.

Bei allen Patienten wurde der Knee Society Score (KSS), die Beweglichkeit (Range of Motion ROM) und der Western Ontario and MacMillster Osteoarthritis Index (WOMAC) präoperativ, 10 Tage, 6 Wochen und 12 Monate postoperativ erhoben. 92 Patienten konnten nachuntersucht werden, durchschnittliches Follow-Up von 12,2 Monaten. Der KSS (Knee/Function) konnte am 10. postoperativen Tag von durchschnittlich 55/62 auf 82/65 gesteigert werden (Tabelle 4). Aus unserer Sicht ist der KSS in der Frühphase nach Implantation einer KTEP jedoch nur bedingt zur Erfassung des klinischen Ergebnisses geeignet, ein eigentlicher MIS Knie Score liegt (noch) nicht vor. Die Beweglichkeit am 10. Tag postoperativ betrug im Durchschnitt über 90° (75°–125°) und lag nach 6 Wochen bei über 110° (Tabelle 4). Der WOMAC Index sank von präoperativ durchschnittlich 37 auf 16 Punkte 10 Tage nach der Operation (Tabelle 4).

Tabelle 4. Prä- und postoperative klinische Daten (92 Patienten)

	∅ KSS (Knee/Function)	∅ ROM	∅ WOMAC
■ präOP	55/62	0/5/106°	37
■ 10 Tage postop	82/65	0/0/92°	16
■ 6 Wo postop	92/86	0/0/113°	12
■ 12 Mo postop	93/92	0/0/128°	11

Tabelle 5. Hautschnitt, Operationszeit, Blutverlust (100 Patienten)

Hautschnitt	10,5 cm (7–13,5)
Op Zeit	98 min (70–145)
Blutverlust (Blut+Drainage)	1050 ml (780–2840)

Tabelle 6. Postoperatives Alignment: Ganzbeinröntgen im Stehen (100 Patienten). Gesamtachse, LDFA, MPTA, Slope

0±2°	65%
3°	28%
4–7°	7%
LDFA	90° (86–95°)
MPTA	90° (87–95°)
Slope	7° (3–12°)

Tabelle 7. Komplikationen

Komplikationen Lernkurve (107 Pat.)	Komplikationen nach der Lernkurve (100 Pat.)
2 Seitenbandläsionen	1 Inlaywechsel, Instabilität
3 Notching Femur	2 Wundheilungsstörungen
2 Schädigung Schnittfläche	1 Frühinfekt
3 Hämatome > 10 cm	1 Femurfraktur
1 Frühinfekt	
1 Spätinfekt	
3 Wundheilungsstörungen	
2 Wechsel zur offenen Technik	
→ 16%	→ 5%

Der durchschnittliche Hautschnitt betrug 10,5 cm, die Operationszeit ist mit durchschnittlich 98 Minuten um 15–20 Minuten höher im Vergleich zu unserer konventionellen Technik (Tabelle 5).

Das postoperativ durchgeführte Ganzbeinröntgen im Stehen zeigte in 93% ein Gesamtachsenalignment von ≤ ±3° und nur in 7% eine Achse ≥ ±4° mit einer maximalen Abweichung von der neutralen Achse von 7° (Tabelle 6). Die konventionelle Navigation (siehe oben) erzielt somit ein zur Computernavigation vergleichbares Ergebnis, eine exakte Positionierung der Komponenten ist auch mit der minimalinvasiven Technik möglich.

Während unserer Lernkurve von 107 Implantationen war unsere Komplikationsrate hoch (16%, 1 Operateur), nach Standardisierung der Operationstechnik und entsprechender Erfahrung war diese nicht höher als im Vergleich zur konventionellen Technik (5%, 3 Operateure) (Tabelle 7).

Zusammenfassung, Ausblick

Zum jetzigen Zeitpunkt können wir die minimalinvasive Implantation einer KTEP mit gleicher Sicherheit anbieten wie in konventioneller Technik, so dass es für uns keinen Grund gibt wieder zur offenen Technik zurückzukehren. Ausnahmen stellen Patienten mit den oben genannten Kontraindikationen dar, die konventionell mit den minimalinvasiven Instrumenten operiert werden.

Die meisten Patienten profitieren von der neuen Technik und zeigen eine schnellere Rehabilitation mit schnellerem Erreichen einer Flexion von über 90° innerhalb der ersten postoperativen Tage. Der Zeitpunkt des freien Gehens ohne Krücken wird individuell vom Patienten bestimmt und liegt meist innerhalb der ersten 2 Wochen. Da wir bereits postoperativ mit der Rehabilitation beginnen liegt unsere durchschnittliche stationäre Verweildauer weiterhin bei 8–10 Tagen.

Die MIS-Techniken bieten die Möglichkeit über routinierte post- und perioperative Maßnahmen der konventionellen Implantation einer KTEP nachzudenken und zu verbessern. Ziel wird es sein, dem Patienten ein neues Gesamtkonzept, bestehend aus optimierter chirurgischer Technik, perioperativem anästhesiologischem Verfahren mit verbesserter analgetischer Therapie und Physiotherapie anzubieten.

Literatur

1. Berger RA, Deirmengian CA, Della Valle CJ, Paprosky WG, Jacobs JJ, Rosenberg AG (2006) A technique for minimally invasive, quadrizeps-sparing total knee arthroplasty. J Knee Surg 19:63–70
2. Bonuti PM, Mont MA, McMahon M, Ragland PS, Kester M (2004) Minimally invasive total knee arthroplasty. J Bone Joint Surg Am 86(Suppl 2):26–32
3. Bozic KJ, Hansen E (2006) The economics of minimally invasive total knee arthroplasty. J Knee Surg 19:149–152
4. Busch CA, Shore BJ, Bhandari R, Ganapathy S, MacDonald SJ, Bourne RB, Rorabeck CH, McCalden RW (2006) Efficacy of periarticular multimodal drug injection in total knee arthroplasty. A randomized trial. J Bone Joint Surg Am 88:959–963
5. Buvanendran A, Kroin JS, Tuman KJ, Lubenow TR, Elmofty D, Moric M, Rosenberg AG (2003) Effects of perioperative administration of a selective cyclooxygenase 2 inhibitor on pain management and recovery of function after knee replacement. A randomized controlled trial. JAMA 290:2411–2418
6. Buvanendran A, Tuman KJ, McCoy DD, Matusic B, Chelly JE (2006) Anesthetic techniques for minimally invasive total knee arthroplasty. J Knee Surg 19:133–136
7. Dalury DF, Dennis DA (2005) Mini-incision total knee arthroplasty can increase risk of component malalignment. Clin Orthop 440:77–81
8. Haas SB, Cook S, Beksac B (2004) Minimally invasive total knee replacement through a mini midvastus approach: a comparative study. Clin Orthop 428:68–73
9. Hofmann S (2005) Minimalinvasive Knietotalendoprothetik. Moderner Trend oder Zukunft? JATROS 6:38–40
10. Laskin RS (2005) Minimally invasive total knee arthroplasty: the results justify its use. Clin Orthop 440:54–59
11. Paley D (2003) Principles of deformity correction. Springer, Berlin
12. Pietsch M, Hofmann S (2006) Value of radiographic examination of the knee joint for the orthopedic surgeon. Radiologe 46:55–64
13. Tenholder M, Clarke HD, Scuderi GR (2005) Minimal-incision total knee arthroplasty: the early clinical experience. Clin Orthop 440:67–76
14. Tria AJ Jr, Coon TM (2003) Minimal incision total knee arthroplasty: early experience. Clin Orthop 416:185–190
15. Robertsson O, Knutson K, Lewold S, Lidgren L (2001) The Swedish Knee Arthroplasty Register 1975–1997. Acta Orthop Scand 72:503–513
16. Sanders S, Buchheit K, Deirmengian C, Berger RA (2006) Perioperative protocols for minimally invasive total knee arthroplasty. J Knee Surg 19:129–132
17. Scuderi GR, Tenholder M, Capeci C (2004) Surgical approaches in mini-incision total knee arthroplasty. Clin Orthop 428:53–60
18. Sharkey PF, Hozack WJ, Rothmann RH, Shastri S, Jacoby SM (2002) Insall Award paper. Why are total knee arthroplasties failing today? Clin Orthop 404:7–13
19. Sporer SM (2006) The minimally invasive subvastus approach for primary total knee arthroplasty. J Knee Surg 19:58–62
20. Trousdale RT, McGrory BJ, Berry DJ, Becker MW, Harmsen WS (1999) Patients' concerns prior to undergoing total hip and total knee arthroplasty. Mayo Clin Proc 74:978–982
21. Vail TP (2004) Minimally invasive knee arthroplasty. Clin Orthop 428:51–52
22. Wagner KJ, Kochs EF, Krautheim V, Gerdesmeyer L (2006) Perioperative Schmerztherapie in der Kniegelenkendoprothetik. Orthopäde 35:153–161
23. Zaric D, Boysen K, Christiansen C, Christiansen J, Stephensen S, Christensen B (2006) A comparison of epidural analgesia with combined continuous femoral-sciatic nerve blocks after total knee replacement. Anesth Analg 102:1240–1246
24. Zimmermann M, Jansen V, Rittmeister M (2004) Regionalanästhesie in der Orthopädie. Orthopäde 33:784–795

KAPITEL 12

Erfahrungen mit der Navigation in der Knieendoprothetik

J. E. Brandenberg, C. De Simoni

Einleitung

Die Navigation findet seit einigen Jahren rasche Verbreitung in der Knieendoprothetik. Bereits sind mehrere Publikationen erschienen, die eine signifikante Verbesserung der Implantatpositionierung durch die Navigation beschreiben [4, 6, 7, 10, 15, 21, 25, 28], wobei kein Unterschied zwischen CT-basierter und CT-freier Navigation festzustellen scheint [3]. Zwei Arbeiten berichten über bessere klinische Scores [23, 26]. Ein Autor weist darauf hin, dass bei knöchernen Deformationen am Femur eine Achsen-Ausrichtung mit konventionellen Zielgeräten erschwert oder gar unmöglich ist, mit der Navigation hingegen korrekt bestimmt werden kann [16]. Je eine Publikation beschreibt einen geringeren Blutverlust [12], eine geringere Embolie-Rate [11] und geringere Strahlenbelastung [9] bei navigierter gegenüber konventioneller Technik.

Diesen positiven Berichten stehen drei kritische gegenüber. Eine Arbeit weist auf die Möglichkeit von Nervenschädigungen bei der Befestigung der Lokatoren hin [19]. Eine Publikation weist auf rotatorische Einbaufehler des Condylenteils bei stark curvierten Femora hin, die durch die Navigation verursacht werden und zu Instabilität in Flexion führen [22]. Eine dritte Arbeit warnt vor der Tendenz, beim Einsatz der Navigation zu große Condylen-Prothesen zu wählen [20].

Mehrere Autoren weisen auf die Verlängerung der Operationszeiten durch die Navigation hin [4, 8, 24, 28].

Die Einführung der Navigation an unserer Klinik

An der Hirslandenklinik St. Anna Luzern wurde die Navigation in der Knieendoprothetik in drei Schritten eingeführt.

■ In einer ersten Evaluationsphase galt es den Spitalträger vom Sinn der Investition zu überzeugen, wird doch eine Vergütung der neuen Technologie durch die Kostenträger ausgeschlossen. Im Jahre 2001 konnten mehrere Systeme evaluiert werden. Die wenigsten Navigations-Systeme sind als „offen" zu bezeichnen, d.h. die meisten sind für bestimmte Implantate konzipiert. Will ein Operateur nicht ein gut eingeführtes Implantat wechseln, schränkt sich die Auswahl des Navigationssystems beträchtlich ein. Soll die Navigation auch an anderen Gelenken, z.B. für die Hüftendoprothetik, eingesetzt werden, ergeben sich weitere Beschränkungen der Auswahl. Die anfängliche Vorgabe des Spitalträgers, das Gerät auch anderen Fachgebieten wie Neurochirurgie zugänglich zu machen, wurde bald fallengelassen, denn die zeitliche Auslastung eines Gerätes ist mit der hohen Frequenz der Kniechirurgie an unserer Klinik erreicht.

■ In einer Lernphase absolvierten alle Operateure einen mehrtägigen Einführungskurs. Die ersten rund 20 Implantationen unter Navigation wurden von einem Mitarbeiter der Firma Johnson & Johnson technisch begleitet.

■ Seit Herbst 2004 ist die Navigation unsere Standardtechnik für die Knieendoprothetik.

OP-Technik der Knieendoprothetik

Seit knapp 20 Jahren implantieren wir das LCS-Knie, seit 10 Jahren mit rotating platform. In der Regel erfolgt die Implantation zementfrei und ohne Patellaersatz. Von den 128 navigierten Kniegelenken war in 2 Fällen die Zementierung des Tibiaplateaus und in 2 Fällen der Patellaersatz mit einer zementierten Polyethylenprothese notwendig.

Der Eingriff erfolgt ohne Blutsperre. Die Blutstillung wird schrittweise Schicht für Schicht durchgeführt, was in der ersten Phase der Operation etwas mehr Zeit und Geduld erfordert. Durch den Einsatz des Cell Savers wird der initial vermehrt anfallende Blutverlust kompensiert, so dass keine Transfusionen von Fremdblut-Konserven nötig sind. Die Blutstillung erfolgt dadurch akkurater als bei der plötzlichen Massenblutung nach Öffnen der Blutsperre. Trotz intraartikulärer und subcutaner Drainage für 48 Stunden war in 3 Fällen eine Nachblutung zu beobachten, die eine Hämatomausräumung notwendig machte. Beim Verzicht auf die Blutsperre fällt zudem die Fixierung des muskulo-tendinösen Apparates am Oberschenkel durch die Blutsperremanschette weg. Dadurch wird die Ausbalancierung des Bandapparates nicht beeinträchtigt.

Zugangsvarianten

Über einen mediopatellaren oder zentropatellaren Hautschnitt erfolgt die Arthrotomie. Bei Varusgonarthrosen wird standardmäßig ein midvastus-Zugang gewählt [14].

Bei 13 Varusgonarthrosen haben wir neuerdings einen transpatellären Zugang, wie ihn Wehrli [27] beschrieben hat, durchgeführt. Nach vorgängiger Präparation eines queren Zugsschraubenloches wird die Patella im medialen Drittel längs mit einem Meißel osteotomiert.

Der Zugang wird nach proximal in die Quadrizepssehne und nach distal durch spalten der Patellarsehne bis zur Tuberositas vervollständigt. Die Ostesynthese erfolgt mit einer 3,5 mm Zugschraube (Abb. 1). Dank den unregelmäßigen Bruchflächen der Meißel-Ostetomie ist ein guter Formschluss mit Rotationsstabilität gewährleistet. Die Patellar- und Quadrizepssehne benötigt nur noch eine bis zwei Adaptationsnähte mit resorbierbarem Fadenmaterial (Vicryl® 2-0). Spezielle Einschränkungen im postoperativen Verlauf waren nicht notwendig. Eine volle Belastung, inklusive Streckhebung des Beines war in allen Fällen möglich. In einem Fall wurde die Schraube auf Wunsch der Patientin in Lokalanästhesie entfernt. Bis heute sind keine Komplikationen festzustellen. Dieser transpatelläre Zugang erlaubt eine Minimalisierung des Eingriffes. Der ausgeglichene medio-laterale Zug des Streckapparates wirkt sich bei der Weichteilbalancierung vorteilhaft aus und stellt eine gute Alternative zu Eversion oder Subluxation der Patella dar [18]. Mit einer laufenden Studie sollen Vor- und Nachteile (Blutverlust, Schmerzen) dieses Zuganges näher beleuchtet werden.

Bei Valgusgonarthrosen verwenden wir standardmäßig den lateralen Subvastuszugang kombiniert mit einer temporären Tuberositas-Ostetomie [5]. Dabei wird die laterale proximale Tibiafläche durch Abschieben des M. tibialis anterior freigelegt. Proximal des Ansatzes der Patellarsehne erfolgt eine quere Osteotomie mit einem horizontal und zur Schaftachse 90° ausgerichteten 15 mm Meißel. Die laterale Corticalis wird danach mit einem dünnen Sägeblatt angesägt. Mit breiten Meißeln wird die Tuberositas in der Frontaleben über eine Länge von 50–60 mm nach medial weg gebrochen und der ganze

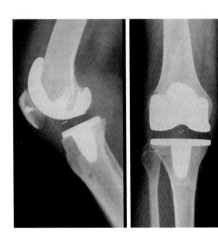
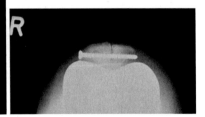

Abb. 1. Transpatellärer Zugang

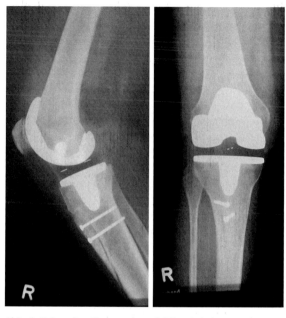

Abb. 2. Tuberositas-Osteotomie und Schrauben-Osteosynthese

Streckapparat nach medial weggeklappt. Die mediale Periostschicht bleibt dabei intakt. Dieser Zugang erleichtert den lateralen Kapsel-Bandrelease. Die Osteosynthese erfolgt mit 2–3 selbst schneidenden 3,5 mm Titanschrauben (Abb. 2). Durch die proximale Abstützung im Bereiche der L-förmigen Osteotomie ist eine uneingeschränkte Belastung inklusive Streckhebung möglich. In einem Fall haben wir auch gezielt eine Medialisierung des Sehnenansatzes zur Zentrierung der Patella durchgeführt.

Navigation

Das Ci^{TM}System (entwickelt in Zusammenarbeit der Firmen DePuy, Johnson & Johnson, Brainlab) ist ein CT-freies Navigationssystem mit einem steril abgedeckten touchscreen-Monitor. Die Lokatoren werden am medio-distalen Femur und an der medialen Tibia mit je einer 4,5 mm Schanz'-Schraube fixiert. Als Alternative steht für die minimal-invasive Technik ein Fixationssystem mit zwei Pins zur Verfügung. Diese können über kleine Stichincisionen außerhalb des Wundgebietes angebracht werden. Damit kann der Zugang verkleinert werden (Abb. 3)

Nach Ausrichten der Infrarotkamera werden die Unterschenkelachse, der Hüft-Drehpunkt und die anatomischen Landmarken registriert. Das System führt den Operateur schrittweise durch das Programm. Die Eingaben erfolgen teils automatisch, teils durch quittieren mittels Berührung des steril verpackten Bildschirmes. Am Schluss entwirft der Computer ein Modell des Kniegelenkes unter Berücksichtigung der Achsen (Abb. 4).

Kann das Kniegelenk nicht in eine neutrale Achse gebracht werden oder bestehen Extensionsdefizite werden die Korrekturen schrittweise vorgenommen, wie dies Luring et al. an Kadaverstudien nachgewiesen haben [17]. Das Ausmaß dieser Korrekturen kann mit der Navigation sehr gut quantifiziert werden. Mit der vollständigen Abmeißlung der Osteophyten am Tibiakopf und an den Condylenkanten kann be-

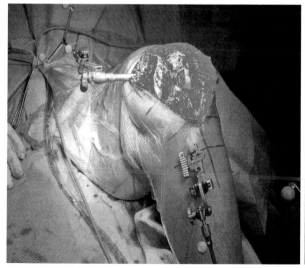
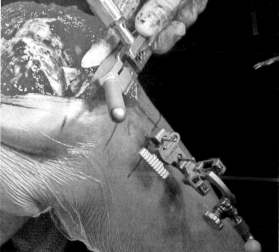

Abb. 3. Fixation des distalen Lokators mit Pins außerhalb des Zugangs

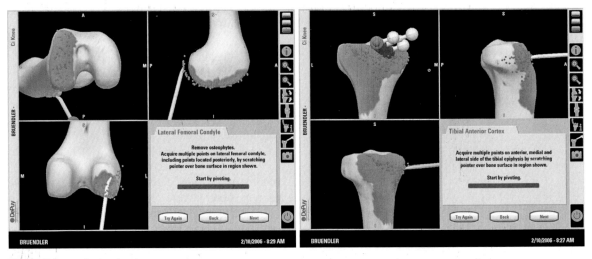

Abb. 4. Erfassen der Landmarken

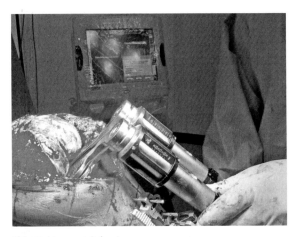

Abb. 5. Ligament Balancing

reits eine Korrektur von 4–5° erreicht werden. Auf den Effekt der Entfernung der Osteophyten haben auch Baldini et al. hingewiesen [2]. Weitere 2° ergibt die Resektion des vorderen Kreuzbandes. Erst jetzt erfolgt in kleinen Schritten der Kapselband-Release. Besonders lateral soll damit eine instabile Situation vermieden werden [13].

Wenn die mechanische Achse plus/minus 2° beträgt, wird der tibiale Schnittblock mit dem aufgesteckten Lokator freihändig in die vom Navigator errechneten Position fixiert. Die Osteotomie des Tibiaplateaus erfolgt in üblicher Weise mit der oszillierenden Säge unter Schutz der Weichteile. Das Resektionsresultat wird mit dem Lokator kontrolliert. Regelmäßig steigt die initiale Schnittfläche nach dorsal an und der geplante Slope-Winkel ist kleiner als geplant.

Meist sind eine bis zwei Nachresektionen notwendig bis mit der Navigation die korrekte Ebene nachgeprüft werden kann.

In Streckung und Beugung erfolgt die Messung der Bandspannung (Abb. 5). Bei gleicher Spannung medial und lateral von rund 100 N in Streckung und 80 N in Beugung muss das Bein in der initial registrierten Achse verweilen, ansonsten ein weiterer Release notwendig ist. Das Endresultat wird registriert und der Rechner definiert daraus die Höhe und Richtung der Femur-Resektion. Wiederum wird der Schnittblock freihändig ausgerichtet. Auch am Condylus finden wir regelmäßige Abweichungen der initialen Schnittebene, die mit Nachresektionen unter jeweiliger Navigationskontrolle behoben werden. Das Resultat kann mit dem konventionellen Spacer nachgeprüft werden.

Unter Navigationskontrolle wird die frontale Resektion des Condylus ausgeführt. Ein Notching des zukünftigen Prothesenschildes an der ventralen Femurkortikalis muss vermieden werden. Die Endbearbeitung erfolgt in üblicher Weise. Die Verankerungslöcher des Condylenteils werden erst am Schluss durch die Bohrführungen an der Probeprothese gebohrt. Dadurch kann der Condylus bei der Probereposition noch in der Frontalebene nach medial oder lateral verschoben werden. Knöcherne Überstände, überstehende Prothesenkanten und eine fehlerhafte Patellaführung können so korrigiert werden.

Die Endbearbeitung des Tibiaplateaus erfolgt in konventioneller Weise. Bei der Probereposition werden die Stabilität und der volle Bewe-

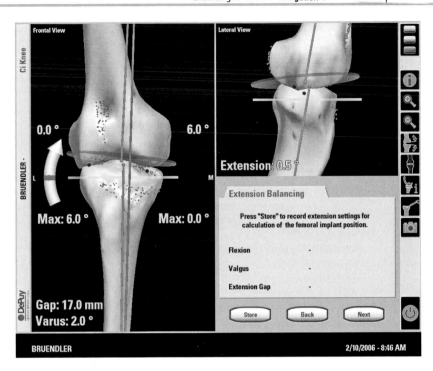

Abb. 6. Kontrolle der Beinachse

gungsumfang geprüft. In voller Streckung und bei 90°-Beugung wird der Gelenkspalt und die Achse im Navigationssystem registriert. Diese Endwerte können auf einer CD gespeichert und zusammen mit den wichtigsten Zwischenschritten dokumentiert werden (Abb. 6)

Die Operationszeiten waren in der Anfangsphase deutlich länger. Nachdem sich das Verfahren als Standard etabliert und sich ein Operationsablauf eingespielt hat, beträgt die Verlängerung der OP-Zeit noch 10 Minuten. Der Zeitaufwand für die Montage der Lokatoren und der Erfassung der Landmarken wird durch die schnellere, freihändige Montage der Schnittblöcke kompensiert. Der effektive zeitliche Mehraufwand entsteht durch das präzisere Arbeiten, das akkuratere Bearbeiten der Schnittflächen und die Balancierung der Bandspannung. Der Operateur beschäftigt sich intensiver mit den wesentlichen Fragen einer Implantation.

Nachbehandlung

Unmittelbar postoperativ wird das Kniegelenk nach den Prinzipien der CPM auf einer motorisierten Bewegungsschiene bewegt. Die Beugung wird in den ersten 5–7 Tagen gesteigert. Für 48–72 Stunden erfolgt die Peridual-Analgesie. Nach dem ersten Verbandwechsel wird die Schwellung mit kühlenden Manschetten und Lymphdrainage bekämpft. Ab dem ersten postoperativen Tag werden die Patienten mit Hilfe der Physiotherapie mobilisiert. Bereits nach 4–5 Tagen sind die Patienten selbstständig und nehmen an den Übungen in der Gruppe teil. Sie verlassen die Klinik durchschnittlich am 8. postoperativen Tag. Die Belastung des operierten Kniegelenkes erfolgt unabhängig vom Zugang innerhalb der Schmerzgrenze bis zur vollen Belastung. Stöcke werden abhängig vom Schmerz und von der Gehsicherheit der Patienten während 2–4 Wochen benötigt. 60% der Patienten kehren nach Hause zurück und führen die Physiotherapie ambulant weiter. 30% sind aus sozialen Gründen auf einen Aufenthalt in einer Kureinrichtung für 2–3 Wochen angewiesen. 10% benötigen – meist wegen internistischen Begleiterkrankungen – einen klinisch-stationären Rehabilitationsaufenthalt.

Komplikationen

Die Komplikationen sind in Tabelle 1 aufgeführt. Komplikationen von Seiten der Navigation sind keine aufgetreten. Einzig in einem Fall musste wegen Auslockerung der Lokatorenverankerung der Navigationsvorgang abgebrochen und auf die konventionelle Technik ausgewichen werden.

Tabelle 1. Komplikationen

Geschlecht	Komplikation	Therapie		Ergebnis
M	Hämatom	Hämatomausräumung		120-0-0
M	Hämatom	Hämatomausräumung		130-0-0
M	Hämatom	Hämatomausräumung		130-0-0
M	Infekt	2 × Debridement, 3 Monate Antibiose		Prothesenerhalt 125-0-0
W	Sudeck-Rezidiv, Kapsulitis	Arthroskopisches Debridement, Mobilisation, Calcitonin		95-0-0
W	Kapsulitis	Arthroskopisches Debridement, Mobilisation		120-0-0
M	Kapsulitis	Arthroskopisches Debridement, Mobilisation		90-0-0
W	Einsinken Tibiakomponente	Prothesenwechsel auf achsengeführtes System		Noch nicht abgeschlossen
W	Einsinken Tibiakomponente	Wechsel Tibiakomponente, NEU: zementiert mit Stem		120-0-0
W	Ermüdungsfraktur Tibiakopf unterhalb Tibiakomponente	Wechsel Tibiakomponente, NEU: zementiert mit Stem		130-0-0
M	Traumatischer Ausriss der Tuberositas	Osteosynthese mit Platte und transossärer Cerclage		Knöcherne Heilung, Streckhebung voll, 130-0-0

Ergebnisse

Insgesamt wurden 128 Knie-Totalendoprothesen bei 121 Patienten navigiert implantiert. 82 Frauen, 39 Männer. Bei 4 Frauen und 2 Männern wurden beide Kniegelenke operiert. Bei 5 Patienten erfolgte die beidseitige Implantation in der gleichen Anästhesie. Das Alter der Patienten betrug 54–87 Jahre, Durchschnitt 71,1 Jahre.

123 Patienten wiesen eine primäre Gonarthrose auf. Eine sekundäre Arthrose nach intraartikulärer Fraktur lag in 2 Fällen vor. 2 Patientinnen hatten eine ausgedehnte Condylennekrose, ein Patient leidet an einer chronischen Polyarthitis.

50 Kniegelenke waren voroperiert: 35 Meniscectomien, 5 komplexe Bandrekonstruktionen, 4 hohe Tibiakopf-Osteotomien und eine mediale unicodyläre Schlittenprothese.

In 85 Fällen handelte es sich um eine Varus-, in 43 um eine Valgusfehlstellung.

20 Frauen und 2 Männer wiesen eine Adipositas permagna (BMI > 28) auf.

Eine Patientin leidet an rezidivierenden Sudeck-Erkrankungen und musste unter Calcitoninschutz operiert werden.

Klinische Kontrollen erfolgen nach 8 Wochen, 4, 6 und 12 Monaten. Vor Klinikaustritt und nach 8 Wochen werden Röntgenaufnahmen stehend im ap- und im seitlichen Strahlengang durchgeführt.

95 Kniegelenke bei 91 Patienten konnten über einen Zeitraum von 6 Monaten und mehr kontrolliert werden. Davon zeigen 91 Kniegelenke eine volle Streckung und eine Beugung von 110° und mehr. Die wegen Kapsulitis reoperierten 3 Kniegelenke erreichten in zwei Fällen eine Beugung von gut 90°, eine Patientin sogar 120-0-0. Die Sudeck-Patientin zeigte einen ROM von 95-0-0.

Eine präoperative Bewegungseinschränkung von 70-20-0 bei einem Patienten mit einer posttraumatischen Gonarthrose ließ sich immerhin auf eine ROM von 90-0-0 verbessern.

6 Monate nach dem Eingriff zeigen alle Kniegelenke klinisch eine volle Stabilität in Streckung und Beugung.

Ein Infekt heilte nach zweimaliger Debridement-Operation und antibiotischer Behandlung während 6 Monaten unter Erhalt des Implantates mit einer Beweglichkeit von 120-0-0 folgenlos ab.

Die postoperativen Röntgenaufnahmen zeigen übereinstimmend mit der Literatur [1, 21, 26] eine Varianz der Tibiapositionierung zwischen 3° Varus und 3° Valgus. Der femorale Valguswinkel schwankt zwischen 3 und 9°, der tibiale Slope zwischen 2 und 7°. Einzig in 2 Fällen ist die Femurkomponente um 2° flektiert gegenüber der Femurachse.

Zusammenfassung

In der Knieendoprothetik ist die Navigation zu unserem Standardverfahren geworden. Seit 2004 wurden 128 Kniegelenke navigiert eingesetzt. Bei Varusgonarthrosen wurde der Midvastuszugang und neuerdings der transpatelläre Zugang gewählt. Bei Valgusgonarthrosen kommt der laterale Subvastuszugang mit temporärer Tuberositas-Osteotomie zur Anwendung. In Übereinstimmung mit der Literatur verlängert die Navigation – auch nach einer gewissen Lernkurve – unsere OP-Zeit um rund 10 Minuten. Die Navigation führt jedoch zur besseren Ausrichtung der Implantate. Unter Verwendung des Bandspanngerätes lässt sich ebenfalls ein kontrolliertes Ligament-Balancing und damit eine Verbesserung der Stabilität in Streckung und Beugung erreichen. Komplikationen von Seiten der Navigation sind keine aufgetreten.

Literatur

1. Anderson KC, Buehler KC, Markel DC (2005) Computer assisted navigation in total knee arthroplasty: comparison with conventional methods. J Arthroplasty 20(7 Suppl 3):132–138
2. Baldini A, Scuderi GR, Aglietti P, Chalnick D, Insall JN (2004) Flexion-extension gap changes during total knee arhtroplasty: effect of posterior cruciate ligament and posterior ostephytes removal. J Knee 17(2):69–72
3. Bathis H, Perlick L, Luring C, Kalteis T, Grifka J (2003) CT-based and CT-free navigation in knee prosthesis implantation. Results of a prospective study. Unfallchirurg 106(11):935–940
4. Bolognesi M, Hofmann A (2005) Computer navigation versus standard instrumentation for TKA: a single-surgeon experience. Clin Orthop Relat Res 440:162–169
5. Burki H, von Koch M, Heiss C, Drobny T, Munzinger U (1999) Lateral approach with osteotomy of the tubercle in primary total knee arthroplasty. Clin Orthop Relat Res (362):156–161
6. Chin PL, Yang KY, Yeo SJ, Lo NN (2005) Randomized control trial comparing radiographic total knee arthroplasty implant placement using computer navigation versus conventional technique. J Arthroplasty 20(5):618–626
7. Decking R, Markmann Y, Fuchs J, Puhl W, Scharf HP (2005) Leg axis after computer-navigatied total knee arthroplasty: a prospective randomized trial comparing computer-navigated an manual implantation. J Arthroplasty 20(3):282–288
8. Haaker RG, Stockheim M, Kamp M, Proff G, Breitenfelder J, Ottersbach A (2005) Computer-assisted navigation increases precision of component placement in total knee arthroplasty. Clin Orthop Relat Res (33):152–169
9. Hankemeier S, Hufner T, Wang G, Kendoff D, Zheng G, Richter M, Gosling T, Nolte L, Krettek C (2005) Navigated intraoperative analysis of lower limb alignment. Arch Orthop Trauma Surg 125(8):531–535
10. Jenny JY, Clemens U, Kohler S, Kiefer H, Konermann W, Miehlke RK (2005) Consistency of implantation of a total knee arthroplasty with a non-image-based navigation system: a case-control study of 235 cases compared with 235 conventionally implanted prostheses. J Arthroplasty 20(7):832–839
11. Kalairajah Y, Cossey AJ, Verrall GM, Ludbrook G, Spriggins AJ (2006) Are systematic emboli reduced in computer-assisted knee surgery?: a prospective, randomized, clinical trial. J Bone Joint Surg Br 88(2):198–202
12. Kalairajah Y, Simpson D, Cossey AJ, Verrall GM, Spriggins AJ (2005) Blood loss after total knee replacement: effects of computer-assisted surgery. J Bone Joint Surg Br 87(11):1480–1482
13. Kanamiya T, Witheside LA, Nakamura T, Mihalko T, Steiger J, Naito M (2002) Ranawat Award paper. Effect of selective lateral ligament release on stability in knee arthroplasty. Clin Orthop Relat Res (404):24–31
14. Keblish PA (2002) Alternate surgical approaches in mobile-bearing total knee arthroplasty. Orthopedics 25(2 Suppl):257–264
15. Kim SJ, MacDonald M, Hernandez J, Wixson RL (2005) Computer assisted navigation in total knee arthroplasty: improved coronal alignment. J Arthroplasty 20(7 Suppl 3):123–131
16. Klein GR, Austin MS, Smith EB, Hozack WJ (2006) Total knee arthroplasty using computer-assisted navigation in patients with deformities of femur and tibia. J Arthroplasty 21(2):284–288
17. Luring C, Hufner T, Perlick L, Bathis H, Krettek C, Grifka J (2005) Weichteilmanagement bei der Varusgonarthrose. Der navigationsgestützte schrittweise mediale Bandrelease. Orthopäde 34(11):1118–1124
18. Luring C, Hufner T, Kendoff D, Perlick L, Bathis H, Grifka J, Krettek C (2006) Eversion or subluxation of patella in soft tissue balancing of total knee arthroplasty? Results of a cadaver experiment. Knee 13(1):15–18
19. Marchant DC, Rimmington DP, Nusem I, Crawford RW (2004) Safe femoral pin placement in knee navigation surgery: a cadaver study. Comput Aided Surg 9(6):257–260
20. Matsumoto T, Tsumura N, Kurosaka M, Muratsu H, Kuroda R, Ishimotot K, Tsujimoto K, Shiba R, Yoshiya S (2004) Prosthetic alignment an sizing in computer-assisted total knee arhtroplasty. Int Orthop 28(5):282–285
21. Mihalko WM, Krackow KA (2006) Differences between extramedullary, intramedullary and computer-aided surgery tibial alignment techniques for total knee arthroplasty. J Knee Surg 19(1):33–36

22. Nagamine R, Kondo K, Ikemura S, Shiranita A, Nakashima S, Hara T, Ihara H, Sugioka Y (2004) Distal femoral cut perpendicular to the mechanical axis may induce varus instability in flexion in medial osteoarthritic knees with varus deformity in total knee arthroplasty: a pitfall of the navigation system. J Orthop Sci 9(6):555–559
23. Seon JK, Song EK (2005) Functional impact of navigation-assisted minimally invasive total knee arthroplasty. Orthopedics 28(10 Suppl):1251–1254
24. Skowronski J, Bielecki M, Hermanowicz K, Skowronski R (2005) The radiological outcomes of total knee arthroplasty using computer assisted Navigation ORTHOPILOT. Chir Narzadow Ruchi Ortop Pol 70(1):5–8
25. Sparmann M, Wolke B, Czupalla H, Banzer D, Zink A (2003) Positioning of total knee arthroplasty with and without navigation support. A prospective, randomised study. J Bone Joint Surg Br 85(6):830–835
26. Walde TA, Burgdorf D, Walde HJ (2005) Process optimization in navigated total knee arthroplasty. Orthopedics 28(10 Suppl):1255–1258
27. Wehrli UE (2004) Transpatellärer Zugang. Referat Knee Instructional Course Basic, Bern
28. Zorman D, Etuin P, Jennart H, Scipione D, Devos S (2005) Computer-assisted total knee arthroplasty: comparative results in a preliminary series of 72 cases. Acta Orthop Belg 71(6):696–702

KAPITEL 13

Optimierung des Weichteilmanagements in der navigierten Knieendoprothetik

C. Lüring, J. Grifka, H. Bäthis, L. Perlick

Einleitung

Probleme der konventionellen Knieendoprothetik

Die Entwicklungen der letzten Jahre haben dazu beigetragen, dass sich die Knieendoprothetik als Behandlungsstandard der fortgeschrittenen Gonarthrose etablieren konnte. Aus großen Erhebungen wie z.B. dem schwedischen Knieprothesenregister kann bei etwa 80% der behandelten Patienten eine hohe subjektive Zufriedenheit erwartet werden [47]. Die Standzeit der Prothesen wird zum aktuellen Zeitpunkt mit 85% nach zehn Jahren angegeben. Dabei stellt das Hauptproblem die aseptische Prothesenlockerung mit unterschiedlichen Ursachen dar: Einerseits aufgrund des Polyethylenabriebs [7, 16, 20], andererseits aufgrund verbliebener Gelenkinstabilität [47]. Darüber hinaus ist ein postoperatives Malalignment von mehr als drei Grad Achsabweichung im Varus- oder Valgussinne in der Frontalebene ebenfalls ein entscheidender Faktor. Während in den vergangenen Jahrzehnten vor allem die Weiterentwicklungen des Prothesendesigns und der Materialien im Mittelpunkt standen, rückte in den letzten Jahren zunehmend die Optimierung der Operationstechnik in den Vordergrund des wissenschaftlichen Interesses. In verschiedenen Langzeitstudien zum Kniegelenkersatz konnte eine exakte Ausrichtung von Prothesenkomponenten als bedeutsam für die Langzeitstabilität ermittelt werden [21, 45, 46]. Vor diesem Hintergrund wurde seit 1998 parallel zur Verbesserung der konventionellen mechanischen Ausrichthilfen mit der Entwicklung der bereits in der Neurochirurgie und Wirbelsäulenchirurgie etablierten Navigationssysteme auf die Anforderungen der Endoprothetik begonnen [49], um der besonderen Bedeutung der Achsausrichtung gerecht zu werden.

Trotz des hoch standardisierten Verfahrens der Implantationstechnik bestehen speziell zu den unterschiedlichen Zugängen aus anatomischer Sicht noch differierende Meinungen [12, 32, 50].

Die jeweiligen Vor- und Nachteile der Zugangswege werden weiterhin kontrovers und bisher noch nicht abschließend diskutiert. Von einigen Autoren wird der weit verbreitete Medial-Parapatellare-Zugang wegen der Beeinflussung des Streckapparates als nachteilig angesehen [9, 10, 15]. Einige Studien zeigen die Unterlegenheit gegenüber dem Sub- und Midvastuszugang in der Frührehabilitation [9, 14, 22, 33, 41]. Diese Arbeiten haben zu einer weiteren Verbreitung dieses Zugangswegs beigetragen. Da Subvatus- und Midvastuszugang sich an anatomischen Strukturen orientieren [11, 14, 23], erhalten sie weitestgehend die Integrität des proximalen Streckapparates. Die Gewährleistung einer besseren Durchblutungssituation der Patella ist allerdings fraglich. Unverkennbar ist jedoch, dass der Wahl des geeigneten Zugangswegs im Rahmen des Weichteilmanagements eine wichtige Rolle zukommt.

Weichteilmanagement

Ein Hauptziel in der Implantationstechnik von Oberflächenersatzprothesen ist das Erreichen einer stabilen Bandführung über den gesamten Bewegungsumfang. Dementsprechend müssen notwendige Bandreleaseschritte sowie die Ausrichtung der Prothesenkomponenten derart aufeinander abgestimmt werden, dass eine möglichst optimale medio-laterale Gelenkstabilität sowohl in Extension als auch in Flexion erzielt werden kann [5, 38, 43, 51]. Da besonders schwere Achsdeformitäten, wie oben bereits beschrieben, mit einer Veränderung der medio-lateralen Kapsel-Band-Strukturen einhergehen, sind hier besondere Maßnahmen erforderlich.

Bei der häufigeren Varusgonarthrose liegen in der Regel eine Elongation des lateralen Kapsel-Band-Apparates und eine Kontraktur für die medialen Kapsel-Band-Strukturen vor, die in einer präoperativen Gelenkinstabilität resultieren.

Nicht zuletzt aus den genannten Gründen muss ein stabiles Kniegelenk über den gesamten Bewegungsumfang mit ausgeglichener Weite des Streck- und Beugespaltes erreicht werden. Da der Operateur beim Varusknie präoperativ oftmals mit ausgeprägten Weichteil-kontrakturen konfrontiert ist, wurden zahlreiche Strategien des Weichteilmanagements publiziert [6, 8, 17, 26, 44, 53], welche nach wie vor kontrovers diskutiert werden. Einige Autoren schlagen die sequentielle Herangehensweise vor, bei der die medialen Strukturen (Pes anserinus, mediale Kapsel, oberflächliche und tiefe Fasern des medialen Kollateralbandes, hinteres Kreuzband) je nach ihrer Funktion behandelt werden [8, 13]. Insall hingegen schlägt das Gesamtrelease der medialen Strukturen in einem Schritt vor [18, 19]. Aus unserer Sicht scheint das sequentielle Vorgehen sinnvoll, da unterschiedlich starken Deformitäten Rechnung getragen werden kann [19, 34, 52].

Da es derzeit nicht möglich ist, Bandstabilität exakt für den gesamten Bewegungsumfang objektivierbar zu analysieren, werden in der etablierten Operationstechnik vereinfacht die Streckstellung des Kniegelenks sowie die 90-Grad-Beugestellung stellvertretend in der intraoperativen Beurteilung der Bandstabilität des Gelenks verwendet.

Dieses Konzept ist durch die Definition einer symmetrischen und gleich großen Extensions- und Flexionslücke beschrieben und geht auf die von Insall dargestellten Grundprinzipien der modernen Knieendoprothetik zurück [18].

Sowohl in der konventionellen Operationstechnik als auch bei allen navigationsgestützten Verfahren erfolgt die eigentliche Bearbeitung des Knochens mit Hilfe von oszillierenden Sägen in einer Freihandtechnik mit Hilfe von speziellen Resektionslehren. Die Ausrichtung dieser Resektionslehren wird abhängig vom gewählten Operationsverfahren entweder mit konventionellen mechanischen Ausrichthilfen oder aber navigationsgestützt durchgeführt. In beiden Verfahren können im Rahmen des Sägevorganges durch eine Veränderung der Position der Sägelehre oder durch eine Abweichung des Sägeblattes am Knochen selbst Schnittfehler auftreten [25]. In der konventionellen Technik sind diese Fehler während der Operation durch den Operateur nur in begrenztem Maße zu ermitteln [39, 42]. Bei der navigationsgestützten Technik hingegen wird jede durchgeführte Resektion überprüft. Dadurch können Abweichungen intraoperativ erkannt und korrigiert werden.

Navigation in der Knieendoprothetik

Aus den Problemen der konventionellen Knieendoprothetik geht hervor, dass ein Hauptproblem die korrekte Achsausrichtung und das damit verbundene adäquate Weichteilmanagement ist. Bis vor einigen Jahren unterlag die Qualität des Operationsergebnisses zum größten Teil der Erfahrung des Operateurs. In Kombination mit den ermutigenden Erfahrungen aus dem neurochirurgischen Sektor erfuhr die Navigation in der Knieendoprothetik eine dramatische Entwicklung. In einer Umfrage konnten Bäthis et al. nachweisen, dass die Navigation für die Knieendoprothetik einen hohen Stellenwert einnimmt. Im Jahr 2002 wurden 13% der erfassten Prothesen mit Hilfe dieser Technologie implantiert [4].

Die Vorteile der navigationsgestützten Knieendoprothetik liegen auf der Hand: Der Operateur erhält während der Operation eine große Menge an Informationen über das intraoperative Geschehen. Entscheidend ist hierbei die kontinuierliche Darstellung der Gesamtbeinachse und der Gelenkspaltweite getrennt auch medial und lateral, verfügbar sowohl in Extension als auch in Flexion. Dies bedeutet für den Operateur, dass er zu jedem Zeitpunkt der Operation den Effekt seiner Weichteilbehandlung ablesen kann. Die kontinuierliche technische Weiterentwicklung, bedingt durch zunehmende Forderungen der Anwender, hat zu einer weiteren Verbesserung der Abgreifgenauigkeit, Fehlerminimierung und Alltagstauglichkeit geführt.

Dies schlägt sich auch in der steigenden Anzahl hochrangiger Studien nieder, die zu diesem Thema publiziert wurden. Die wichtigsten Level-I- und II-Studien nach evidenzbasierten Kriterien konnten die Autoren in einer Metaanalyse zusammenfassen und nachweisen, dass die Navigation in der absoluten Mehrzahl der Fälle zu einem verbesserten Alignment der Prothesenkomponenten führt [27]. Zwar zeichnet sich ab, dass es in allen untersuchten Arbeiten zu einer deutlichen Elimination von Fehlimplantationen kommt, aber dennoch nicht alle Prothesen im optimalen Rahmen implantiert werden können.

Dies wirft die Frage auf, welche Punkte ursächlich sind. Wie wir aus der Literatur wissen, besaßen die frühen Knienavigationssysteme keine Möglichkeit, die geführten Sägeschnitte intraoperativ zu korrigieren, d.h. die bereits angesprochene Schnittfehlerproblematik konnte also zu Beginn der Knienavigation nicht optimiert werden [3]. Auch kann die Zementiertechnik eine Verfälschung des ursprünglich erreichten Ergebnisses verursachen. Ein weiterer Hauptaspekt scheint aus unserer Sicht die Behandlung der Weichteile zu sein. Denn entgegen der weit verbreiteten Meinung, die Knieendoprothetik sei ausschließlich ein knöcherner Eingriff, ist besonders zum Erlangen eines symmetrischen Extensions- und Flexionsspaltes eine ausgeglichene Bandspannung zwingend erforderlich. Daher muss aus unserer Sicht der Weichteilbehandlung eine besondere Bedeutung beigemessen werden, wie im Folgenden noch dargestellt werden wird.

Bei der Vermessung der Weichteilspannung dient dem Operateur ein weiteres wichtiges Hilfsmittel. Zur Aufspreizung der medio-lateralen Gelenkkompartimente wurden spezielle Spreizerinstrumente entwickelt, die im Sinne von reversen Zangen den Extensions- und Flexionsspalt aufdehnen können. Die weiter entwickelten Geräte erlauben das Aufbringen von einem definierten Kraftmoment auf die seitengetrennten Kompartimente, sodass auf dem Navigationsbildschirm genau abgelesen werden kann, inwieweit die Beinachse noch zu optimieren ist, um eine ausgeglichene Bandspannung zu erhalten.

Ergebnisse

Einfluss des anatomischen Zugangsweges auf die intraoperativ gemessene Beinachse

Wie bereits in der Einleitung zur Thematik besprochen, unterliegt die Knieendoprothetik trotz hoher Standardisierung einigen kritischen Fehlerquellen wie Achsrekonstruktion und Weichteilbehandlung.

Speziell die unterschiedlichen anatomischen Zugangswege werden kontrovers diskutiert und etwaige Vorteile des ein oder anderen Zugangsweges sind noch nicht abschließend bewiesen, [9, 22, 35]. Zu den am häufigsten angewandten Zugangswegen dürfen allerdings der Medial-Parapatellare [9, 10, 15], der Subvastus- und der Midvastus-Zugang [9, 14, 22, 33, 41] gezählt werden. Durch den Einsatz der Navigationstechnik ist wie bereits besprochen die Beinachse intra-operativ ablesbar geworden, sodass die Fragestellung aufgeworfen werden muss, ob die unterschiedlichen Schnittführungen der anatomischen Zugangswege auch unterschiedliche Bandspannungsverhältnisse und damit eine veränderte Beinachse intraoperativ verursachen. Dieser Hypothese sollte in einer experimentellen Studie nachgegangen werden und das Ziel der folgenden Arbeit war, den Einfluss des Zugangs auf die kollaterale Bandspannung und damit die Gesamtbeinachse in der a.p.-Ebene in Extension und Flexion navigationsgestützt darzustellen.

In experimentellen navigationsunterstützten Arbeiten am Kadaverknie der eigenen Arbeitsgruppe konnte diesbezüglich nachgewiesen werden, dass sich bei einer Arthrotomie über den Subvastuszugang bei subluxierter Patella bei symmetrischer Kraftapplikation jeweils eine statistisch signifikante (p < 0,05) Veränderung der Beinachse in Richtung Valgus im Vergleich zur Ausgangsbeinachse im Durchschnitt von 0,4 Grad (SD 0,29 Grad) zeigt.

Bei Erweiterung der Arthrotomie im Sinne eines Midvastuszugangs steigerte sich dieser Effekt auf durchschnittlich 1,2 Grad (SD 0,27 Grad). Für den Medial-Parapatellaren-Zugang fand sich ein durchschnittlicher Wert von 2,3 Grad (SD 0,46 Grad). Bei Erweiterung zum „Rectus snip" ließ sich eine vermehrte Aufklappbarkeit im medialen Kompartiment von im Mittel 3,0 Grad (SD 0,25 Grad) verzeichnen. Die Tuberositasosteotomie erbrachte keine weitere Veränderung.

Bei subluxierter Patella und flektiertem Bein zeigten sich die ebenfalls für jeden Schritt statistisch signifikante (p < 0,05) Werte: Zunahme der medialen Aufklappbarkeit im

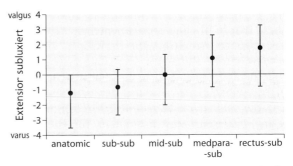

Abb. 1. Abweichung der Beinachse in Grad bei unterschiedlichen anatomischen Zugangswegen (min, max, Mittel)

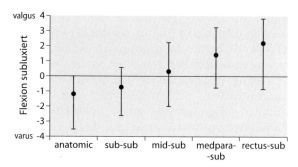

Abb. 2. Abweichung der Beinachse in Grad bei unterschiedlichen anatomischen Zugangswegen (min, max, Mittel)

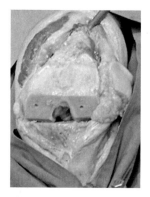

Abb. 3. Evertierte Patella

Vergleich zur Ausgangssituation: Subvastuszugang 0,4 Grad (SD 0,3 Grad), Midvastuszugang 1,5 Grad (SD 0,68 Grad), Medial-Parapatellarer Zugang 2,7 Grad (0,43 Grad) und für den „Rectus Snip" 3,3 Grad (SD 0,46 Grad). Eine weitere Zunahme bei der Tuberositasosteotomie konnte nicht verzeichnet werden (Abb. 1 u. 2)

Einfluss der Patellastellung auf die intra-operativ gemessene Beinachse

Wie bereits erwähnt, ist die Weichteilbehandlung in der Knieendoprothetik ein entscheidender Faktor, um ein stabiles künstliches Kniegelenk über den gesamten Bewegungsumfang und damit eine bessere Langlebigkeit zu erreichen [10, 24]. Während des intraoperativen Weichteilmanagements muss die Patella zur Seite geklappt werden, um eine optimale Übersicht über das Kniegelenk zu erhalten und auch die speziellen Spreizerinstrumentarien einsetzen zu können. In der Regel wird die Kniescheibe bei diesem Manöver evertiert, d.h. um ca. 270 Grad von ihrer Ausgangsposition gedreht.

Dies verursacht eine deutliche Verschiebung der Weichteilspannung, die während des Ligament-Balancing einen Einfluss hat. Diese Hypothese wurde in einer experimentellen Arbeit aus der eigenen Arbeitsgruppe verifiziert. In einer Kadaverstudie wurde für drei anatomische Standardzugangswege (Subvastus, Midvastus, Medial-Parapatellar) der Einfluss der evertierten gegen die subluxierte Patella in Extension und Flexion gemessen. Messinstrument für die Beinachse war hierbei das bildfreie Ci®-Navigationssystem (I-Orthopedics®, München), als Spreizerinstrument diente der Balansys®-Spreizer (Mathys®, Bern). Alle untersuchten Kniegelenke

wiesen eine Beinachse von ± drei Grad varus-valgus-Abweichung in der a.p.-Ebene auf und waren nicht voroperiert.

Sowohl in Extension als auch in Flexion und für jeden der drei untersuchten Zugangswege konnten jeweils statistisch signifikante Unterschiede zwischen subluxierter und evertierter Patella festgestellt werden. Insgesamt kam es zu einer verstärkten Abweichung der Beinachse im Valgussinne bei evertierter Kniescheibe.

In Extension ließen sich folgende statistisch signifikante Veränderungen der Beinachse zwischen subluxierter und evertierter Patella nachweisen:

Subvastuszugang: subluxierte Patella 0,42 Grad (SD 0,29 Grad), evertierte Patella plus 1,02 Grad (SD 0,53 Grad). Midvastuszugang: subluxierte Patella plus 1,16 Grad (SD 0,27 Grad), evertierte Patella plus 1,7 Grad (SD 0,33 Grad). Medial-Parapatellarer-Zugang: subluxierte Patella plus 2,28 Grad (SD 0,46 Grad), evertierte Patella plus 2,88 Grad (SD 0,37 Grad).

Für 90-Grad-Flexion konnten folgende statistisch signifikante Veränderungen der Beinachse zwischen subluxierter und evertierter Patella nachgewiesen werden:

Subvastuszugang: subluxierte Patella plus 0,44 Grad (SD 0,3 Grad), evertierte Patella plus 1,02 Grad (0,58 Grad). Midvastuszugang: subluxierte Patella plus 1,5 Grad (SD 0,68 Grad), evertierte Patella plus 1,96 Grad (SD 0,61 Grad). Medial-Parapatellarer-Zugang: subluxierte Patella plus 2,68 Grad (0,43 Grad), evertierte Patella plus 3,06 Grad (SD 0,41 Grad) (Tabelle 1).

Tabelle 1. A.p.-einachse in Extension und 90-Grad-Flexion. Mittelwerte (Standardabweichung)

	Physiologische Achse		Patella subluxiert		Patella evertiert	
	Extension	90°-Flexion	Extension	90°-Flexion	Extension	90°-Flexion
■ Subvastus	−1,0° (1,1)	−1,0° (1,1)	0,42° (0,29)	0,44° (0,3)	1,02° (0,53)	1,02° (0,58)
■ Midvastus	−0,9° (1,0)	−0,9° (1,0)	1,16° (0,27)	1,50° (0,68)	1,70° (0,33)	1,96° (0,61)
■ Median-Parapatellar	−0,9° (0,8)	−0,9° (0,8)	2,28° (0,46)	2,68° (0,43)	2,88° (0,37)	3,06° (0,41)

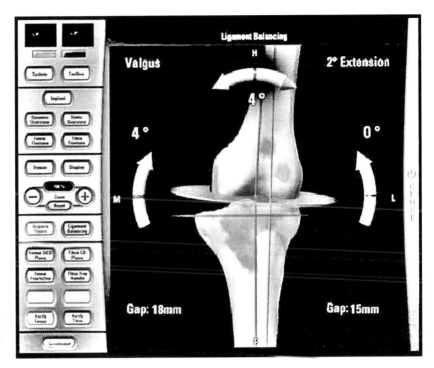

Abb. 4. Screenshot des Navigationssystems im Ligament-Balancing-Modus. Beinachse, Flexion und medio-laterale Gaps sind verfügbar

Das navigationsgestützte sequentielle mediale Weichteilrelease bei Knieprothesen

Mit Einführung der Navigation in die Knieendoprothetik kann das detaillierte Weichteilbalancing optimal umgesetzt werden. Da dies bisher eine Erfahrungssache des Operateurs war, musste die Frage gestellt werden, welchen Effekt jeder einzelne Releaseschritt eines sequentiellen medialen Releaseschrittes in der Knieendoprothetik einerseits auf die Gesamtbeinachse und den medialen und lateralen Gelenkspalt sowohl in Extension als auch in Flexion hat. Zu diesem Zweck wurde eine experimentelle Studie am Kadaverknie, bei der der sequentielle, standardisierte, mediale Weichteilrelease wie er von Matsueda et al. [8] vorgeschlagen wurde hinsichtlich jeweiligem Effekt auf die Gesamtbeinachse und die Gelenkspaltweite in Flexion und Extension durchgeführt.

Das verwendete Navigationssystem (Ci®-Navigationssystem für bildfreie Navigation DePuy® I-Orthopaedics, München, Deutschland) erlaubt im sog. Weichteil Modus die Darstellung der Gesamtbeinachse in Extension und Flexion, sowie der medio-lateralen Extensions- und Flexionslücke (Abb. 4). Somit konnte nach Implantation der Probekomponenten die Beinachse in Extension und Flexion ebenso wie die Streck- und Beugelücke dargestellt werden. Anschließend erfolgte der erste Releaseschritt ohne Probekomponenten und das Einsetzen eines Spreizerinstrumetariums (Balansys®, Mathys®, Bern, Schweiz) der in Extension mit 150N und in Flexion mit 90N aufgespreizt wurde. Dieser Vorgang wurde nach jedem Releaseschritt wiederholt.

Der mediale sequentielle Bandrelase

Wir verwendeten die Weichteiltechnik, wie sie zuerst von Matsueda et al. (1999) vorgeschlagen wurde. Dabei werden die entsprechenden Weichteilstrukturen subperiostal oder subligamentär mit dem Raspatorium oder dem Skalpell vorgenommen. Die einzelnen Schritte sind im Folgenden der Reihe nach aufgeführt:

Ablösen

- der anteriomedialen Kapsel 2 cm unterhalb der und parallel zur Gelenklinie nach posterior bis zum Musculus popliteus
- der posteromedialen Kapsel und des tibialen Ansatzes des Musculus semimembranosus
- der anteriomedialen Kapsel 4 cm unterhalb der und parallel zur Gelenklinie nach posterior bis zum Musculus popliteus (Abb. 5)
- der anteriomedialen Kapsel 4 cm unterhalb der und parallel zur Gelenklinie nach posterior bis zum Musculus popliteus
- des medialen Kollateralbandes am femoralen Ansatz
- der medialen Hälfte des hinteren Kreuzbandes am tibialen Ansatz
- des gesamten hinteren Kreuzbandes am tibialen Ansatz

In der Analyse konnten für jeden einzelnen Releaseschritt statistisch signifikante Werte sowohl für Extension als auch 90-Grad-Flexion gefunden werden ($p < 0,001$). Wie die Abbildungen

verdeutlichen veränderte sich der koronare Beinachswinkel kontinuierlich (Abb. 6 u. 7). Besonders große Veränderungen in Extension konnten nach dem 6 cm Release und dem Absetzen des medialen Kollateralbandes nachweisen (6 cm: Spannweite: 1,2–3,7 Grad, $p < 0,0001$; MCL: Spannweite: 1–3 Grad, $p < 0,0001$). Die größten Veränderungen für 90-Grad-Flexion wurden für den 6 cm Release (1,5–5,9 Grad, $p < 0,0001$), das Absetzen des medialen Kollateralbandes (1,1–5,7 Grad, $p < 0,0001$) und des gesamten hinteren Kreuzbandes gesehen (1,1–3,5 Grad, $p < 0,0001$).

Bei der Vermessung des medialen Gelenkspaltes ließen sich ebenfalls statistisch signifikante Änderungen außer für den 4 cm Release nachweisen (Tabelle 2). Für die Extension zeigte sich der größte Anstieg für den 6 cm Release (0,7–1,5 mm, $p < 0,0001$) und die Durchtrennung des gesamten hinteren Kreuzbandes (2–2,7 mm, $p < 0,0001$).

In 90-Grad-Flexion waren alle Veränderungen statistisch signifikant ($p < 0,0001$). Die höchsten Veränderungen des medialen Gelenkspaltes

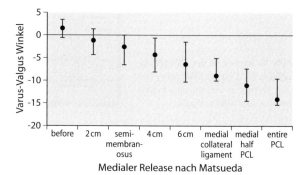

Abb. 6. Änderung der Beinachse in Extension nach medialem Release

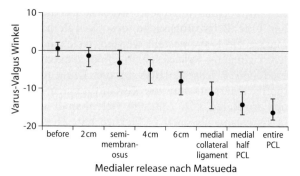

Abb. 7. Änderung der Beinachse in Flexion nach medialem Release

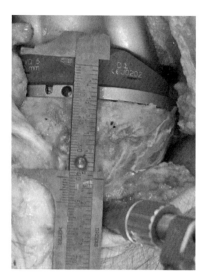

Abb. 5. Ablösen der anteriomedialen Kapsel 4 cm unterhalb der Gelenklinie mit den Probekomponenten in situ

Tabelle 2. Änderung des medialen und lateralen Gelenkspaltes in Extension und Flexion (Werte in Millimetern, Mittelwerte und (Standard Abweichung))

Medialer Release nach Matsueda	Medialer Gap (mm)		Lateraler Gap (mm)	
	Extension	90°-Flexion	Extension	90°-Flexion
■ Ausgangsbeinachse	19,5 (0,4)	19,4 (0,5)	19,6 (0,6)	19,6 (0,5)
■ 2 cm anteriomediale Kapsel	20,2 (0,5)	19,9 (0,5)	19,7 (0,6)	19,7 (0,5)
■ Posteriomediale Kapsel und Semimembranosus	20,3 (0,5)	20,0 (0,5)	19,7 (0,5)	19,7 (0,5)
■ 4 cm anteriomediale Kapsel	20,6 (0,5)	20,5 (0,5)	20,4 (0,6)	20,4 (1,0)
■ 6 cm anteriomediale Kapsel	21,4 (0,4)	21,7 (0,6)	20,5 (0,8)	20,5 (0,6)
■ Innenband	23,0 (0,5)	23,1 (0,6)	21,8 (0,6)	21,8 (0,5)
■ Mediale Hälfte des hinteren Kreuzbandes	23,2 (0,6)	25,6 (0,5)	21,8 (0,7)	21,8 (0,5)
■ Gesamtes hinteres Kreuzband	25,7 (0,5)	30,0 (0,6)	21,9 (0,9)	21,9 (0,8)

konnten für den 6 cm Release (1,1–2,4 mm, p < 0,0001), der medialen Einkerbung des hinteren Kreubandes (2,3–2,7 mm, mean 2,5 mm, p < 0,0001) und den Release des gesamten hinteren Kreuzbandes (4,3–4,5 mm, p < 0,004) festgestellt werden.

Für den lateralen Gelenkspalt ließen sich nur sehr geringe Änderungen der Werte nachweisen. Die mittlere Veränderung des lateralen Gelenkspaltes betrug in Extension 2,3 mm und in 90-Grad-Flexion ebenfalls 2,3 mm.

Zusammenfassung

Die letzten Jahre bedeuteten für die Implantation von Knietotalendoprothesen einen enormen Aufschwung. Die Zahl der Versorgungen ist nach aktuellen Angaben in Deutschland im Jahr 2004 auf 90 000 Knieprothesenimplantationen gestiegen [37]. Das schwedische Knieregister kann mit 30 000 erfassten Knieprothesen eine hohe Patientenzufriedenheit von über 80% ermitteln [48].

Dennoch ist die aseptische Prothesenlockerung eines der Hauptprobleme der Knieendoprothetik und bisher noch nicht abschließend verstanden und geklärt [7, 16, 20]. Große wissenschaftliche Anstrengungen wurden unternommen, um das Abriebsverhalten der Prothesen zu optimieren. Auch haben die letzten Jahre zunehmend eine Modifikation des Prothesendesigns mit sich gebracht.

Dennoch muss darauf hingewiesen werden, dass die Standzeit von Knietotalendoprothesen stark von der Rekonstruktion der postoperativen Beinachse abhängt. So konnte in mehreren Arbeiten nachgewiesen werden, dass die sichere Zone bei ± 3 Grad varus/valgus Abweichung in der Frontalebene ist. Liegt die Beinachse jenseits dieser Grenze, kann von einer verfrühten Lockerung ausgegangen werden. Diese Erkenntnis hat dazu geführt, dass Navigationshilfen, die das Erreichen einer korrekten Beinachse erlauben, einen raschen Einzug in die klinische Anwendung gefunden haben. Diese Navigationshilfen erlauben intraoperativ die Darstellung der Beinachse und der Gelenkspaltweite, sodass der Operateur jederzeit das Ziel symmetrischer Streck- und Beugespalten verfolgen kann.

Eine Vielzahl von Studien belegt mittlerweile, dass durch den Einsatz von Navigation die Achsrekonstruktion in einem statistisch signifikant höheren Ausmaß gelingt als in der konventionellen Technik [2, 40, 49, 50]. Eine von uns durchgeführte Metaanalyse fasst die aktuellen Level-I- und II-Studien nach evidenzbasierten Kriterien zusammen und belegt diesen Trend eindeutig [27]. Dennoch lässt sich aus diesen Arbeiten auch ablesen, dass eine vollständige Elimination von Ausreißern nicht gelingt. In eigenen Studien konnte nachgewiesen werden, dass offensichtlich erhebliche Abweichungen der Sägeschnitte am Knochen dafür verantwortlich sind [3]. Des Weiteren muss davon ausgegangen werden, dass entgegen der weit verbreiteten Meinung, Knieendoprothetik sei ein allein knöcherner Eingriff, der Weichteilproblematik eine entscheidende Rolle zukommt. Diese Hypothese spiegelt sich in der Tatsache wider, dass neben der Lockerung der Knieprothese die postoperative Gelenkinstabilität die zweithäufigste Ursache für notwendige Revisionsoperationen darstellt.

Bereits der anatomische Zugangsweg bietet ausreichend Fehlermöglichkeiten, deren der Operateur sich bei der Auswahl des Zugangsweges bewusst sein muss [30]. Offensichtlich beeinflusst auch die intraoperative Stellung der Patella die gemessene Bandspannung, sodass empfohlen werden muss, die Kniescheibe bei der Bandspannungsmessung zu subluxieren anstatt zu evertieren [29]. Diese experimentell erhobenen Erkenntnisse besitzen auch klinische Relevanz, wie eine prospektive Vergleichsstudie zwischen dem Standardzugang und einem reduzierten Zugang, der auch günstigere Weichteilspannung verursacht, nachweisen kann [1].

Wie mehrfach erwähnt, ist die exakte Balancierung der periartikulären Weichteilstrukturen (Kollateralbänder, Kreuzbänder, Gelenkkapsel, periartikuläre Muskel-Sehnen Kompartimente) essentiell, um ein stabiles Kniegelenk über den gesamten Bewegungsumfang zu erreichen. Bisher unterlagen diese Techniken allein der Erfahrung des Operateurs. Es gab keine Hilfsmittel, welche anzeigen konnten, inwieweit periartikuläre Strukturen gelöst oder verlängert werden müssen. Unter Verwendung der Navigation gelingt es nun erstmalig, sequentielle Bandreleaseschritte zu visualisieren und den Effekt zu quantifizieren [26, 28].

Speziell bei der weiterentwickelten mobilen Plattform ist eine ausgeglichene Bandspannung über den gesamten Bewegungsumfang unabdingbar, sodass bei der Implantation solcher Prothesen besonderes Augenmerk auf die Balancierung der Weichteile gelegt werden muss. Der Einsatz von Navigation macht auch hier die Implantation und das notwendige Weichteilrelease sicherer [26]. Sowohl die fixierte als auch die mobile Plattform scheinen von der verbesserten Bandspannungssituation gleichermaßen zu profitieren, denn in der von uns aufgelegten matched-pair Untersuchung an vierzig Patienten war die Gesamtzufriedenheit der Patienten sehr hoch. Es ließen sich zwar gering überlegene Werte für die Bandstabilität nachweisen, diese besaßen aber keine klinisch-subjektive Relevanz [31].

Die hier präsentierten Arbeiten helfen die Weichteilsituation am künstlichen Kniegelenk weiter zu verstehen und motivieren noch genauere Erkenntnisse zu gewinnen. Die aktuell im experimentellen Stadium befindlichen intraartikulären Druckmeßsysteme werden bei diesen experimentellen Setups eine entscheidende Rolle spielen.

Literatur

1. Bäthis H, Perlick L, Tingart M, Luring C, Perlick C, Grifka J (2004) Flexion gap configuration in total knee arthroplasty following high tibial osteotomy. Int Orthop 28:366–339
2. Bäthis H, Perlick L, Tingart M, Luring C, Zurakowski D, Grifka J (2004) Alignment in total knee arthroplasty. A comparison of computer-assisted surgery with the conventional technique. J Bone Joint Surg Br 86:682–687
3. Bäthis H, Perlick L, Tingart M, Perlick C, Luring C, Grifka J (2004) Intraoperative cutting errors in total knee arthroplasty. Arch Orthop Trauma Surg 125(1):16–20
4. Bäthis H, Tingart M, Perlick L, Luring C, Anders S, Grifka J (2005) Stellenwert von Endoprothetik und Umstellungsosteotomie bei Gonarthrose. Z Orthop Ihre Grenzgeb 143(1):19–24
5. Berger RA, Crossett LS, Jacobs JJ, Rubash HE (1998) Malrotation causing patellofemoral complications after total knee arthroplasty. Clin Orthop, pp 144–153
6. Buechel FF, Pappas MJ (1990) Long-term survivorship analysis of cruciate-sparing versus cruciate sacrificing knee prosthesis using meniscal bearings. Clin Orthop 260:163–167
7. Chen FS, Scher DM, Clancy RM, Ayesha V-Y, DiCesare PE (1999) In vitro and in vivo activation of polymorphonuclear leukocytes in response to particulate debris. J Biomed Mater Res 48:904–912
8. Clayton ML, Thompson TR, Mack RP (1986) Correction of alignment deformities during total knee arthroplasty: staged soft-tissue releases. Clin Orthop 202:117–121
9. Dalury DF, Jiranek WA (1999) A comparison of the midvastus and paramedian approaches for total knee arthroplasty. J Arthroplasty 14:33–37
10. Engh GA (2003) The difficult knee. Severe varus and valgus. Clin Orthop 416:58–63
11. Engh GA, Parks NL (1998) Surgical technique of the midvastus arthrotomy. Clin Orthop 331:270–284
12. Erkes F (1929) Weitere Erfahrungen mit physiologischer Schnittführung zur Eröffnung des Kniegelenks. Bruns Beit Klein Chir 147:221–232
13. Faris PM (1994) Soft tissue balancing and total knee arthroplasty. In: Fu FH, Harner CD, Vince KG (eds) Knee Surgery. Williams and Wilkins, Baltimore
14. Faure BT, Benjamin JB, Lindsey JB, Volz RG, Schutte D (1993) Comparison of the subvastus and paramedian surgical approaches in bilateral knee arthroplasty. J Arthroplasty 8:511–516
15. Freeman MA, Todd RC, Bamert P, Day WH (1978) ICLH arthroplasty of the knee 1968–1977. J Bone Joint Surg Br 60:339–344
16. Glant TT, Jacobs JJ (1994) Response of three murine macrophage populations to particulate debris: bone resorption in organ cultures. J Orthop Res 12:720–731

17. Hood RW, Vanni M, Insall JN (1981) The correction of knee alignment in 225 consecutive total condylar knee replacements. Clin Orthop 160:94–99
18. Insall JN (1993) Surgery of the knee, 2nd ed. Churchill Livingston, New York
19. Insall JN (1981) Technique of total knee replacement. Instr Course Lect 30:324–327
20. Jacobs JJ, Gilbert JL, Urban RM (1998) Corrosion of metal orthopaedic implants. J Bone Joint Surg 80A:268–282
21. Jeffery RS, Morris RW, Denham RA (1991) Coronal alignment after total knee replacement. J Bone Joint Surg Br 73:709–714
22. Keating EM, Faris PM, Meding JB, Ritter MA (1999) Comparison of the midvastus muscle-splitting approach with the median parapatellar approach in total knee arthroplasty. J Arthroplasty 14:29–32
23. Kohn D (2000) Das Knie. Thieme, Stuttgart New York
24. Laskin RS (1995) Flexion space configuration in total knee arthroplasty. J Arthroplasty 10:657–660
25. Lennox DW, Cohn BT, Eschenroeder HC Jr (1988) The effects of inaccurate bone cuts on femoral component position in total knee arthroplasty. Orthopedics 11:257–260
26. Lüring C, Bäthis H, Hüfner T, Grauvogel C, Perlick L, Grifka J (2006) Gap configuration and a.p. leg axis after sequential medial ligament release in rotating platform total knee arthroplasty. Acta Orthop 77:149–155
27. Lüring C, Bäthis H, Perlick L, Tingart M, Grifka J (2005) Die navigationsgestützte Knieendoprothetik – Eine Standortbestimmung unter Evidenz basierten Kriterien. Dtsch Ärztebl (in press)
28. Lüring C, Hüfner T, Perlick L, Bäthis H, Krettek C, Grifka J (2006) The effectiveness of sequential medial soft tissue release on coronal alignment in total knee arthroplasty: using a computer navigation model. J Arthroplasty 21:428–434
29. Lüring C, Hüfner T, Kendoff D, Perlick L, Bäthis H, Grifka J, Krettek C (2005) Eversion or subluxation of patella in soft tissue balancing of total knee arthroplasty? Results of a cadaver experiment. The Knee Epub
30. Lüring C, Hüfner T, Kendoff D, Perlick L, Grifka J, Krettek C (2005) Beeinflusst der Zugangsweg die intraoperativ gemessene Beinachse in der Knieendoprothetik? Eine navigationsgestützte Studie am Kadaverknie Unfallchirurg 108(4):274–278
31. Lüring C, Bathis H, Oczipka F, Trepte H, Lufen H, Perlick L, Grifka J (2006) Two-year follow-up on joint stability and muscular function comparing Rotating vs Fixed Bearing TKR. Knee Surg Sports Traumatol Arthrosc 14:605–611
32. Maestro A, Suarez MA, Rodriguez L, Guerra C, Murcia A (2000) The midvastus surgical approach in total knee arthroplasty. Int Orthop 24:104–107
33. Maric Z (1991) The standard vs the subvastus approach for total knee arthroplasty. Orthop Trans 15:43–47
34. Matsueda M, Gengerke TR, Murphy M, Lew WD, Gustilo RB (1999) Soft tissue release in total knee arthroplasty. Cadaver study using knees without deformities. Clin Orthop 264–273
35. Matsueda M, Gustilo RB (2000) Subvastus and medial parapatellar approaches in total knee arthroplasty. Clin Orthop 371:161–168
36. Miyasaka KC, Ranawat CS, Mullaji A (1997) 10- to 20-year followup of total knee arthroplasty for valgus deformities. Clin Orthop 345:29–34
37. Mohr V, Bauer J, Döbler K, Fischer B, Woldenga CH (2003) Qualität sichtbar machen. BQS-Qualitätsreport 2002. BQS-Bundesgeschäftsstelle Qualitätssicherung gGmbH, Düsseldorf
38. Moreland JR (1988) Mechanisms of failure in total knee arthroplasty. Clin Orthop, pp 49–64
39. Otani T, Whiteside LA, White SE (1993) Cutting errors in preparation of femoral components in total knee arthroplasty. J Arthroplasty 8:503–510
40. Perlick L, Bäthis H, Lerch K, Luring C, Tingart M, Grifka J (2004) Navigated implantation of total knee endoprostheses in secondary knee osteoarthritis of rheumatoid arthritis patients as compared to conventional technique. Z Rheumatol 63:1–7
41. Peters PC, Knezevich S, Engh GA, Preidis FE, Dwyer KA (1992) Comparison of subvastus quadrizeps-sparing and standard quadrizeps-splitting approaches in total and unicompartmental knee arthroplasty. Orthop Trans 16:615–619
42. Plaskos C, Hodgson AJ, Inkpen K, McGraw RW (2002) Bone cutting errors in total knee arthroplasty. J Arthroplasty 17:698–705
43. Poilvache PL, Insall JN, Scuderi GR, Font-Rodriguez DE (1996) Rotational landmarks and sizing of the distal femur in total knee arthroplasty. Clin Orthop, pp 35–46
44. Ranawat CS, Luessenhop CP, Rodriguez JA (1997) The press-fit condylar modular total knee sytem. J Bone Joint Surg Am 79:342–348
45. Rand JA, Coventry MB (1988) Ten-year evaluation of geometric total knee arthroplasty. Clin Orthop, pp 168–173
46. Ritter MA, Faris PM, Keating EM, Meding JB (1994) Postoperative alignment of total knee replacement. Its effect on survival. Clin Orthop, pp 153–156
47. Robertsson O, Dunbar M, Pehrsson T, Knutson K, Lidgren L (2000) Patient satisfaction after knee arthroplasty: a report on 27,372 knees operated on between 1981 and 1995 in Sweden. Acta Orthop Scand 71:262–267
48. Robertsson O, Knutson K, Lewold S, Lidgren L (2001) The Swedish Knee Arthroplasty Register 1975–1997: an update with special emphasis on 41223 knees operated on in 1988–1997. Acta Orthop Scand 72:503–513
49. Saragaglia D, Picard F, Chaussard C, Montbarbon E, Leitner F, Cinquin P (2001) Computer-assisted knee arthroplasty: comparison with a conventional procedure. Results of 50 cases in a prospective randomized study. Rev Chir Orthop Reparatrice Appar Mot 87:18–28

50. Sparmann M, Wolke B, Czupalla H, Banzer D, Zink A (2003) Positioning of total knee arthroplasty with and without navigation support. A prospective, randomised study. J Bone Joint Surg Br 85:830–835

51. Stiehl JB, Cherveny PM (1996) Femoral rotational alignment using the tibial shaft axis in total knee arthroplasty. Clin Orthop 47–55

52. Whiteside LA, Saeki K, Mihalko WM (2000) Functional ligament balancing in total knee arthroplasty. Clin Orthop 380:45–49

53. Whiteside LA (1993) Correction of ligament and bone defects in total knee arthroplasty of the severely valgus knee. Clin Orthop 288:234–238

Komplikationsträchtige Fälle

Erfahrungen mit dem medialen M. gastrocnemius Lappen zur Deckung großer Weichteildefekte nach Knieprotheseninfekt

J. Schunck, R. Peinado-Meyer, J. Jerosch

Einleitung

Während die erfolgreiche Implantation einer Knietotalendoprothese eine deutliche Steigerung der Lebensqualität bedeutet, stellen postoperative Infektionen die Schattenseite der operativen Arthroseversorgung dar. Die Rate an oberflächlichen Infektionen nach Implantation einer Knietotalendoprothese beträgt 4,8 Prozent nach einer Metaanalyse, die an tiefen Infektionen 6,7 Prozent (Saleh et al. 2002). Als letzter Schritt bleibt häufig nur der ein- oder zweizeitige Prothesenwechsel. Speziell beim zweizeitigen Wechsel kommt dem Weichteilmanagement aufgrund von Narben und Kontrakturen eine entscheidende Bedeutung zu. Insbesondere in Höhe der Kniescheibe stellen die spannungsfreie Adaptation der Haut und die ungünstigen Durchblutungsverhältnisse ein Problem dar. Zur Deckung von Weichteildefekten kommen neben lokalen Verschiebeplastiken auch Muskellappenplastiken in Betracht, wobei sich der ortsständige mediale Anteil des M. gastrocnemius anbietet. Berichte über den Einsatz des M. gastrocnemius Lappens zur Weichteilrekonstruktion in der Tumorchirurgie und zur Rekonstruktion des Kniestreckapparates nach Knietotalendoprothese zeigten gute Resultate (Busfield et al. 2004; Malawer et al. 1984; Rhomberg et al. 2000). Vorteile des medialen Anteils des M. gastrocnemius sind gute Blutversorgung, leichte Mobilisation nach proximal und das Muskelkaliber, wodurch der Hohlraum verkleinert wird. Die primäre oder zweizeitige Spalthautauflage zur Deckung des Lappens ist möglich. In der Literatur finden sich nur wenige Studien, die in kleinen Kollektiven über Resultate nach M. gastrocnemius Muskellappenplastik in Verbindung mit infizierten Knietotalendoprothesen berichten. Ziel der Arbeit ist es, eigene Erfahrungen aufzuzeigen und über mittelfristige Ergebnisse zu berichten.

Material und Methodik

Die Präparation des medialen Anteils des M. gastrocnemius im Rahmen der ein- oder zweizeitigen Wechseloperation der Knieendoprothese erfolgt über einen ca. 20 cm langen Hautschnitt über dem mittigen medialen Unterschenkel ohne Anlage einer Blutleere oder Blutsperre. Sollten klinische Anzeichen einer peripheren Durchblutungsstörung bestehen, ist präoperativ die Durchführung einer Angiographie durchzuführen, um die Blutversorgung des Lappens darzustellen. Aufsuchen der Muskelraphe von M. soleus und dem medialen Anteil des zweibäuchigen M. gastrocnemius. Inzision der Aponeurose und distales Ablösen des medialen Anteils. Stumpfe Präparation und Mobilisation des medialen Anteils des Muskellappens nach proximal. Armierung des sehnigen Muskelteils, anschließend Durchzug unter den Sehnen des Pes anserinus nach proximal lateral (Abb. 1a–c). Platzierung des Lappens über den Defekt und Fixation. Je nach Planung primäre Deckung mit einem Meshgraft oder zweizeitiges Vorgehen nach 8–10 Tagen (Abb. 2a,b).

Auf diese Weise wurden in der Zeit von 1999–2004 insgesamt 14 Kniegelenke bei 14 Patienten (8 Männer, 6 Frauen) mit einer fortgeschrittenen Hautnekrose bei nachgewiesener Kniegelenkinfektion operativ versorgt. Das mittlere Alter lag bei 45,3 Jahren (24–67). Der durchschnittliche Nachuntersuchungszeitraum betrug ∅ 28 Monate (14–48). Alle Patienten konnten zur Kontrolluntersuchung erreicht werden. Die mittlere Operationszeit betrug 32 Minuten (20–65). Dabei wurde in 12 von 14 Fällen die Knietotalendoprothese zweizeitig gewechselt. In 4 Fällen wurde die Muskellappenplastik zum Zeitpunkt der Prothesenentfernung, in 8 Fällen nach Entfernung der Interimsprothese vorgenommen. In 2 Fällen, bei denen die Prothese noch von Weichteilgewebe überdeckt war, wurde

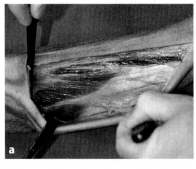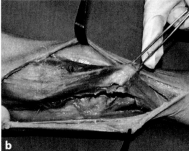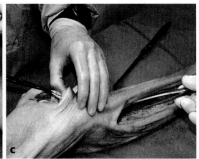

Abb. 1. a Präparation des medialen M. gastrocnemius Abschnittes (Präparat); **b** distale Insertion des medialen M. gastrocnemius, Lösen zur Mobilisation (Präparat); **c** proximaler Durchzug des Muskellappens nach lateral (Präparat)

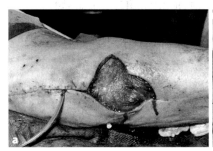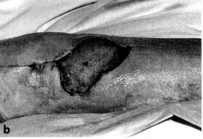

Abb. 2. a Zustand nach M. gastrocnemius Lappentransfer (intraoperativ); **b** Zustand nach M. gastrocnemius Lappentransfer 21 Tage postoperativ

das Implantat belassen. Die mittlere Defektgröße unterhalb der Kniescheibe über Verlauf des Ligamentum patellae betrug 9 cm^2 (4–28). Der stationäre Aufenthalt nach Muskellappenplastik betrug im Mittel 23 Tage (10–45 Tage).

Ergebnisse

In allen Fällen wurde eine rasche Revaskularisation beobachtet. Komplikationen nach Muskellappenplastik traten in 2 Fällen im Sinne eines oberflächlichen Weichteilinfektes auf. In 2 Fällen wurde bei Rezidiv des tiefen Infektes die reimplantierte Knietotalendoprothese entfernt und eine definitive Arthrodese vorgenommen, die Lappenplastik konnte erhalten werden. Um die mediale Gefäßversorgung des Lappens nicht zu gefährden, erfolgte der Gelenkzugang in diesen Fällen von lateral. Ein Unterschied hinsichtlich des Zeitpunktes der primären oder zweizeitigen Meshgraft-Deckung des Muskellappens wurde im vorliegenden Kollektiv nicht beobachtet. In den Fällen einer primären Deckung (8/14) konnten keine Nachteile erhoben werden.

Diskussion

In der Literatur wird nur vereinzelt über Ergebnisse nach medialer M. gastrocnemius Lappenplastik in Zusammenhang mit Weichteildefekten nach Knietotalendoprothetik berichtet. Eine größere Wahrscheinlichkeit von postoperativen Wundkomplikationen besteht danach bei Patienten mit rheumatoider Arthritis, Diabetes und peripherer Gefäßkrankheit. Bei Minderdurchblutung und vorliegender Hautnekrose zeigte die lokale Wundbehandlung schlechte Ergebnisse, insbesondere wenn der Defekt größer als 2 cm maß (Hemphill 1992). Nach M. gastrocnemius Lappenplastik wurden in einer retrospektiven Studie 12 Fälle durchschnittlich 4,1 Jahre postoperativ untersucht (Markovich et al. 1995). In allen Fällen wurde eine Revaskularisation des Lappens beschrieben, in 11 von 12 Fällen konnte die Prothese erhalten werden. Die Empfehlung zu einem frühzeitigen gewissermaßen prophylaktischen Muskeltransfer wurde ausgesprochen. In einem weiteren Kollektiv von 21 Patienten konnte innerhalb eines allerdings kürzeren Beobachtungszeitraums von 17 Monaten ebenfalls in allen Fällen eine Revaskularisation des Lappens beobachtet werden (Pherson et al. 1997). Die Lappenplastik wurde im Rahmen eines zweizeitigen Wechsels in allen Fällen zum Zeitpunkt der Reimplantation vorgenommen. Der Infekt kam in 20/21 Fällen zur Ausheilung. Hingewiesen wurde auf die durchschnittliche Verweildauer der Interimsprothese von 25 Wochen, wodurch die sonstige Komplikationsrate von 48 Prozent erklärt wurde. In einer weiteren Arbeit wird der positive Effekt des Transfers nachgewiesen (Nahabedian et al. 1998). Bei 28 Patienten (29 Kniegelenke), die Wundprobleme nach Implantation einer Knietotalendoprothese entwickelten, konnte bei 24 Kniegelenken die Prothese erhalten werden (83%). Durch den Lappentransfer konnte bei 6 von 7 Patienten eine gute Weichteildeckung und die Möglichkeit zur frühen Rehabilitation erreicht werden (Casanova et al. 2001). In einem Fall musste nach 22 Monaten eine Arthrodese durchgeführt werden. Nach Ansicht der Autoren konnte durch den Lappentransfer die Rate an Amputationen gesenkt werden. Lag der Hautdefekt in Höhe der Tubercula und des Ligamentum patellae, wurde über gute Resultate bei 8 von 11 Patienten berichtet (Ries et al. 2006). Bei den verbliebenen 3 mehr proximal gelegenen Defekten waren ergänzende Muskelplastiken zur Deckung (lateraler Anteil des M. gastrocnemius, freie Muskellappen) notwendig.

Zusammenfassend zeigen die vorliegenden Resultate, dass der mediale M. gastrocnemius zur Deckung tiefer Weichteildefekte mit Wundheilungsstörung nach Implantation einer Knietotalendoprothese geeignet ist. Diese Aussage ist durch die kleinen Fallzahlen zwar eingeschränkt. Alle Autoren beschrieben eine komplikationslose Einheilung des gut durchbluteten Muskellappens. Die Indikation zum Lappentransfer sollte daher aus chirurgischer Sicht frühzeitig gestellt werden, um bei Wechseloperationen eine suffiziente Weichteildeckung zu gewährleisten. Bei geplantem zeitzeitigen Prothesenwechsel mit temporärer Implantation ei-

nes Spacers und mangelhaften Weichteilverhältnissen ist die Muskellappenplastik bereits hier indiziert. Der Lappentransfer ist als Hilfsmittel in der Infektbehandlung anzusehen, der bei entsprechender Planung technisch einfach zu erlernen und durchzuführen ist.

Literatur

Busfield BT, Huffman GR, Nahai F, Hoffman W, Ries MD (2004) Extended medial gastrocnemius rotational flap for treatment of chronic knee extensor mechanism deficiency in patients with and without total knee arthroplasty. Clin Orthop 428:190–197

Casanova D, Hulard O, Zalta R, Bardot J, Magalon G (2001) Management of wounds of exposed or infected knee prostheses. Scand J Plast Reconstr Surg Hand Surg 35:71–77

Hemphill ES, Ebert FR, Muench AG (1992) The medial gastrocnemius muscle flap in the treatment of wound complications following total knee arthroplasty. Orthopedics 15:477–480

Malawer MM, Price WM (1984) Gastrocnemius transposition flap in conjunction with limb-sparing surgery for primary bone sarcomas around the knee. Plast Reconstr Surg 73:741–750

Markovich GD, Dorr LD, Klein NF, McPherson EJ, Vince KG (1995) Muscle flaps in total knee arthroplasty. Clin Orthop 321:122–130

Nahabedian MY, Orlando JC, Delanois RE, Mont MA, Hungerford DS (1998) Salvage procedures for complex soft tissue defects of the knee. Clin Orthop 356:119–124

McPherson EJ, Patzakis MJ, Gross JE, Holto P, Son M, Dorr, LD (1997) Infected Total Knee Arthroplasty Two-stage Reimplantation With a Gastrocnemius Rotational Flap. Clin Orthop 341:73–81

Rhomberg M, Schwabegger AH, Ninkovic M, Bauer T, Ninkovic M (2000) Gastrocnemius myotendinous flap for patellar or quadriceps tendon repair, or both. Clin Orthop 377:152–160

Ries MD, Bozic KJ (2006) Medial Gastrocnemius Flap Coverage for Treatment of Skin Necrosis after Total Knee Arthroplasty. Clin Orthop 446:186–192

Saleh J (2002) Arthroplasty 17(8):967–977

Rehabilitation

KAPITEL 15

Rehabilitation bei Gonarthrose und nach Kniegelenkersatz

J. Heisel, J. Jerosch

Vorbemerkungen

Das Knie ist das anatomisch größte und axial im täglichen Leben mit am stärksten belastete Gelenk des menschlichen Körpers; degenerative Aufbrauchserscheinungen beruhen einerseits auf der sog. physiologischen Altersregression des Gelenkknorpels bei gestiegener Lebenserwartung, andererseits auf den gehäuft gegebenen, oft kombiniert auftretenden Risikofaktoren wie Achsfehler, Übergewicht, Freizeitunfälle, übersteigerte sportliche Aktivitäten u. a. m.

Die *Behandlung* der Gonarthrose ist primär eine Domäne der konservativen Orthopädie, die einzelnen Strategien sind jeweils symptomorientiert: Ärztliches Ziel ist es hier, durch Ausschöpfung medikamentöser, passiver physikalischer und aktiver bewegungstherapeutischer Maßnahmen eine für den betroffenen Patienten ausreichend kompensierte klinische Situation zu erreichen – dies im Hinblick auf weitgehende subjektive Beschwerdefreiheit sowie Funktionalität und Mobilität. Die *Indikation zum endoprothetischen Gelenkersatz* – im Kalenderjahr 2005 wurden alleine in Deutschland über 80 000 künstliche Kniegelenke implantiert – wird, bei Vorliegen irreparabler Destruktionen, alleinig bestimmt durch den Patienten selbst mit seinen konservativ therapieresistenten Schmerzbildern.

Sowohl über die gesetzlichen Krankenkassen als auch über den Rentenversicherungsträger werden im Falle einer Gonarthrose und auch nach erfolgtem alloplastischen Kniegelenkersatz *rehabilitative Behandlungsmaßnahmen* unter ambulanten, teilstationären und stationären Bedingungen (Heilverfahren, Anschlussheilbehandlung) gewährt.

Diagnostik

Vor der Einleitung spezieller therapeutischer Maßnahmen sollte grundsätzlich eine detaillierte *Anamnese-* und *klinische Befunderhebung* stehen, möglichst an Hand eines standardisierten Untersuchungsbogens: Dabei sollte zur Qualitätssicherung und Erleichterung einer Ergebniskontrolle ein *REHA-relevanter Score* (Barthel-Index, Staffelstein-Score u. a.) ermittelt werden. Großer Wert wird auf die Mitgabe eines schriftlichen Arztberichtes (Hausarzt, niedergelassener Orthopäde, Verlegungsberichtes aus dem Akuthaus) sowie auf die leihweise Überlassung aktueller *Röntgenaufnahmen* gelegt, um die individuelle Belastbarkeit des Patienten exakt abschätzen zu können. Nur im Einzelfall werden eine *sonographische Gelenkdiagnostik* (Ergussbildung?) und *Beinvenendiagnostik* (Thrombose?) durchgeführt. Weiterhin wird eine *laborchemische Basisdiagnostik* mit kleinem Blutbild (Thrombozytenzahl, Hb-Gehalt?), BSG, CRP (Bewertung der entzündlichen Aktivität) veranlasst.

Erst dann wird ein sinnvoll auf die individuellen Bedürfnisse des betroffenen Patienten abgestimmtes Rehabilitationsprogramm zunächst einmal für etwa 10–14 Tage zusammengestellt, welches dann im Rahmen wöchentlicher Teamsitzungen mit den betreuenden Therapeuten modifiziert und/oder erweitert wird.

Diätetische Maßnahmen

Bei Vorliegen degenerativer Affektionen des Kniegelenkes sollte zur Vermeidung eines raschen progredienten Verlaufes die exogene axiale Stauchungsbelastung der betroffenen Knorpelstrukturen im Zuge eines normalen Tagesablaufes möglichst gering gehalten werden. Unter diesem Aspekt ist unbedingt eine *Normali-*

sierung des Körpergewichtes durch kalorisch knappe, ballaststoffreiche, möglichst fettarme, kohlehydrat- und eiweißreiche Nahrung anzustreben; evt. zusätzliche Gabe von Spurenelementen (z. B. Selen) und Vitaminen (Vitamin C und E). Besteht ein erhebliches Übergewicht, ist zur Verhinderung einer möglichen Stoffwechselentgleisung eine Radikalkur abzulehnen; günstiger erscheint eine langfristig angelegte Umstellung der Ernährungsgewohnheiten mit mehreren kleinen Mahlzeiten pro Tag (insgesamt während der Reduktionsphase von etwa 1 000 kcal/ die).

Die Effizienz einer speziellen ,*antiarthrotischen Diät*', wie teilweise in der Laienpresse propagiert (Einnahme sog. Gelatineprodukte), ist medizinisch nicht belegt. Lediglich im Falle einer Hyperurikämie kann das Risiko eines Gichtanfalles (im Bereich des Kniegelenkes eher selten) und damit die Ausbildung entzündlicher Knorpeldestruktionen durch eine purinarme Kost (Harnsäurezufuhr auf weniger als 120 mg/ die zu beschränken) reduziert werden.

Medikamentöse Therapie

Im Falle erheblicher belastungsabhängiger Schmerzbilder, v. a. in der frühen postoperativen Phase, ist eine medikamentöse Abdeckung mit *Analgetika* und/oder *Antiphlogistika* unbedingt zu empfehlen. In Frage kommt die Palette der zentralen Analgetika (Paracetamol, Novaminsulfon, Metamizol, Tramadol), NSAR (Ibuprofen, Diclofenac, Coxibe) sowie Enzympräparate (Bromelain). Auch der gleichzeitige lokale Einsatz sog. *Externa* wie Salben oder Gele haben eine unterstützende abschwellende Wirkung.

Nach operativen gelenkersetzenden Eingriffen wird grundsätzlich eine *Thromboseprophylaxe* mit niedermolekularen Heparinen über zumindest 4 postoperative Wochen empfohlen.

Als Langzeittherapie intermittierend symptomatischer Gonarthrosen werden *krankheits*- bzw. *strukturmodifizierende Präparate* (Glukosamin, Chondroitinsulfat, Hyaluronsäure) häufiger indiziert.

Physikalische Maßnahmen

Bei aktivierten Arthrosen mit synovialer Proliferation und Ergussbildung, v. a. aber nach endoprothetischem Kniegelenksersatz, bestehen meist oft über mehrere Wochen nicht unerhebliche Kapselschwellungen, teilweise auch lokale Umlaufstörungen des Unterschenkels. Verantwortlich hierfür sind die Größe der anatomischen Gelenkhöhle, die im Vergleich zum Hüftgelenk deutlich schlechtere Weichteildeckung, ein evt. intraoperativ erfolgtes aufwändigeres Release des Reservestreckapparates, aber auch der nur unvollkommene Einsatz der ,Muskelpumpe' im Unterschenkel bei noch (teil)entlastender Gangabwicklung.

Zum lokalen Wärmeentzug, zur Ödemhemmung, aber auch zur muskulären Detonisierung wird hier im Allgemeinen die **Kälte-** oder **Kryotherapie** (Eis- oder anmodellierbare Gelbeutel, kalte Retterspitzwickel, kalte Güsse, Heilerdeumschläge zur Nacht u. Ä.) eingesetzt (Vorsicht bei arteriellen Durchblutungsstörungen!). Milde **manuelle Massagen** dienen der Detonisierung der nicht selten verspannten Oberschenkelstreckmuskulatur.

Bei persistierenden Umlaufstörungen wird die betroffene Extremität während der Ruhephasen vermehrt hochgelagert; außerdem erfolgen tägliche **Lymphdrainagen** mit anschließender elastischer Beinwickelung bzw. die Versorgung mit elastischen Kompressionsstrümpfen.

Strombehandlungen (*Iontophorese* mit Gleichstrom; *mittelfrequenter Interferenzstrom*; Abb. 1) und *Thermotherapie* (z. B. *Fango-Packungen*) kommen in erster Linie zur Lokalbehandlung blander Arthrosen ohne wesentliche entzündliche Aktivierung in Frage.

Hauptindikationen für eine *Ultraschalltherapie* sind lokale Schmerzhaftigkeiten der Gelenkkapsel sowie der knienahen Muskelansätze.

Eine *Magnetfeldbehandlung* (Einsatz extrem niederfrequenter, gepulster Magnetfelder niedriger Intensität), auch die sog. *pulsierende Signaltherapie (PST)* wird bei schmerzhaften degenerativen Kniegelenkserkrankungen (meist als IGEL-Leistung) eingesetzt. Die Effizienz dieser Methoden ist bis heute jedoch nicht eindeutig belegt, weswegen die gesetzlichen Krankenkassen eine Kostenübernahme ablehnen.

In sehr seltenen Fällen sonstig therapierefraktärer arthritischer oder periarthropathischer Reizzustände kann als Methode der 2. Wahl eine

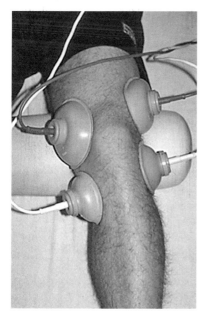

Abb. 1. Interferenzstrom-Applikation am linken Kniegelenk (mittelfrequenter Wechselstrom)

Röntgenreizbestrahlung erfolgen, wenn die veränderte lokale Stoffwechsellage eine Erhöhung der Empfindlichkeit auf ionisierende Strahlen mit sich bringt.

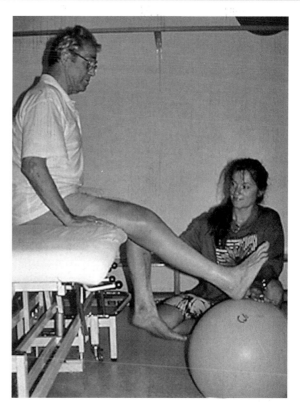

Abb. 2. Krankengymnastische Einzelbehandlung für das rechte Kniegelenk (Übung der Streckung auf einem Pezzi-Ball)

Funktionelle Behandlungsstrategien

Die aktive, krankengymnastisch geführte Bewegungstherapie zielt auf den Erhalt bzw. die Verbesserung der Gelenkfunktion ab, wobei ein Streckdefizit möglichst unter 10°, die Beugung bei deutlich über 90° liegen sollte. Unter diesem Aspekt kommt einer täglichen *krankengymnastischen Einzelbehandlung* mit Stretching-Programmen (Abb. 2), Querfriktionen der (teil)-kontrakten Weichteile, postisometrischer Relaxation der verkürzten Muskelgruppen, Übungen aus der PNF sowie manuelle Mobilisationstechniken (v. a. der Patella; Abb. 3) größte Bedeutung zu. Auch eine *Schlingentischaufhängung* der betroffenen Extremität (Abb. 4), aber auch eine *CPM-Schienenbehandlung* (Abb. 5) bzw. der Einsatz des Motomeds (bei Beugefähigkeit unter 90 Grad) sind wesentlicher Bestandteil des Reha-Programmes.

Bei unauffälligen laborserologischen Entzündungsparametern wird darüber hinaus eine gezielte *Balneotherapie* (einzeln oder in kleineren Gruppen, krankengymnastisches Bewegungsbad) täglich über 20–30 Minuten durchgeführt.

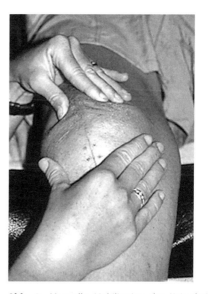

Abb. 3. Manuelle Mobilisation der Kniescheibe in der frühen postoperativen Phase

Durch den Wasserauftrieb benötigt der betroffene Patient nur etwa ein Zehntel seiner muskulären Kraftentfaltung im Vergleich zu Übungsmaßnahmen ,zu Lande'.

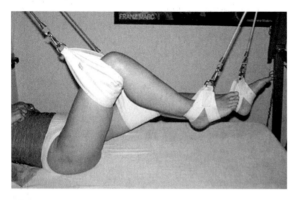

Abb. 4. 2-Punktaufhängung beider Beine im Schlingentisch

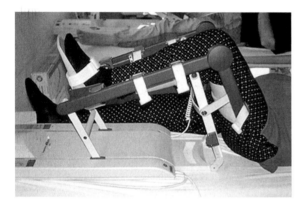

Abb. 5. CPM-Schienenbehandlung des linken Kniegelenkes

Zur gleichen Zeit erfolgt bei älteren multimorbiden und sturzanfälligen Patienten und auch nach durchgeführtem Gelenkersatz ein individuelles schmerzadaptiertes *Gang- und Bewegungstraining* mit dem Physiotherapeuten oder einem Mediator in unterschiedlichen Parcours.

Bei bewegungssicheren Patienten sowie 4 Wochen postoperativ nach Implantation einer Knieendoprothese werden bei zufriedenstellendem Funktionsausmaß des betroffenen Gelenkes die Einzelbehandlungsstrategien dann schrittweise durch ein *krankengymnastisch geleitetes Gruppentraining* ersetzt; hier werden jetzt vermehrt Kraft- und Koordinationsübungen in das REHA-Programm eingebaut (Schaukelbrett, Trampolin u. a.).

Durch regelmäßige Übungen aus der *gerätegestützten Krankengymnastik* (früher: medizinischen Trainingstherapie – MTT) mit individuellem Training auf dem Ergometer, an Rollenzügen oder anderen Kraftgeräten sollen die gelenkbewegenden und -stabilisierenden Muskelgruppen (v. a. der M. quadriceps femoris) wieder gezielt aufgeschult werden. Zusätzliche Übungsmaßnahmen aus der *Sporttherapie* können das Rehabilitationsprogramm abrunden.

Ergotherapie – Hilfsmittelversorgung

Wichtigste Aufgabe der Ergotherapie im Allgemeinen ist die Beurteilung, ob innere, vom Patienten selbst ausgehende Kompensationsmechanismen genügen, um eine trotz des gelenkersetzenden Eingriffes fortbestehende defizitäre Situation auszugleichen, oder ob hierfür zusätzliche unterstützende, ‚äußere' Hilfsmittel erforderlich werden.

Im Falle einer Gonarthrose, v. a. aber im Zuge der frühen postoperativen Rehabilitation, steht in erster Linie eine funktionelle und ablenkende Selbstbeschäftigung im Mittelpunkt mit integrierter individueller *Bewegungstherapie* durch immer wiederkehrendes Üben wichtiger Gelenk- und Muskelfunktionen im Rahmen handwerklicher Tätigkeiten, wobei die Tätigkeit selbst als auch die verwendeten Geräte und Materialien der vorliegenden Funktionsstörung angepasst sein müssen. Nach künstlichem Kniegelenksersatz kommen vor allem das Arbeiten am Webstuhl, außerdem Holzarbeiten wie Hobeln und Sägen, letztendlich auch Töpferarbeiten in Frage. Ziele sind hier die Wiedergewinnung bzw. der Erhalt der Gelenkfunktion und auch die muskuläre Kräftigung im Bereich der unteren Extremitäten. Ein weiterer wichtiger Aspekt ist die psychologische Ablenkung von Krankheit und funktioneller Behinderung. Eine relative Kontraindikation für diese Maßnahmen ist lediglich in akut entzündlichen und dadurch mit starken Schmerzen verbundenen Phasen einer Kniegelenksaffektion gegeben.

Ein weiterer wesentlicher Bestandteil der Ergotherapie vor allem beim älteren Patienten ist weiterhin das (Wieder)Erlangen von Unabhängigkeit von fremder Hilfe mit Erhalt der Selbstständigkeit. Hierzu zählt das *Selbsthilfetraining* bzgl. der ADL (activities of daily life) wie An- und Auskleiden, Maßnahmen der Körperhygiene, des Transfers u. a. m.

Weiterhin muss in diesem Zusammenhang überprüft werden, inwieweit eine vorübergehende oder dauerhafte *Hilfsmittelversorgung* des Patienten erforderlich ist, wie z. B. eine spezielle Strumpfanziehhilfe, ein langstieliger Schuhlöffel

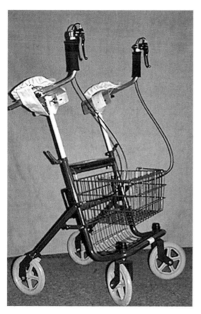

Abb. 6. Rollator

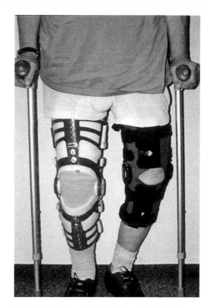

Abb. 7. Unterschiedliche konfektionierte stabilisierende Knieorthesen

oder eine besondere Greifhilfe. Zu nennen sind weiterhin eine sitzerhöhende Stuhlauflage, die Versorgung des Bades mit einem Toilettenaufsatz, einem Duschhocker, einem Badewannenlifter u. a. m.

Ein wesentliches Behandlungsprinzip im Falle persistierender Defizite in der muskulären Kraftentfaltung, lokaler (Weichteil)Reizzustände oder gar Instabilitäten des Kapselbandapparates zur dauerhaften Gelenkschonung (Entlastung) stellt die Versorgung des Patienten mit adäquaten *Geh-* bzw. *Fortbewegungshilfen* dar wie Handstöcke, Unterarmgehstützen (evt. mit speziellen rutschfesten Haftpuffern), Vierfüßlergehstützen oder – bei bestehender Sturzneigung – mit einem Rollator (Abb. 6).

Orthopädische Schuhzurichtungen

Spezielle form- und funktionsgerechte orthopädische *Zurichtungen am Konfektionsschuhwerk* helfen, Belastungsbeschwerden des betroffenen Kniegelenkes zu reduzieren und verbessern damit die Gangabwicklung. Zu erwähnen sind hier eine *Einlagenversorgung* mit schmerzentlastender Weichbettung, stoßdämpfende *Pufferabsätze*, ein *Verkürzungsausgleich* im Sohlenbereich der Ferse (bei Beinlängendifferenzen), eine *Schuhsohleninnen-* bzw. *-außenranderhöhung* im Falle

einer deutlichen Beinachsendeviation zur Verlagerung seiner Trageachse nach außen (Genu varum) oder nach innen (Genu valgum), letztendlich auch *Abrollhilfen* sowie gewölbeunterstützende *Pelotten*.

Orthetische Versorgung

In Abhängigkeit von der axialen Stabilität des betroffenen Kniegelenkes, v. a. bei Patienten mit erheblichem Beinachsenfehler und hierdurch bedingter einseitiger Überdehnung des Kapselbandapparates, kann eine dauerhafte, muskulär nicht zu kompensierende Instabilität mit Beeinträchtigung des Gangablaufes und evt. sogar Sturzneigung erscheinen. In diesen Fällen kann eine konfektionierte oder individuell gefertigte *Orthese* die Belastbarkeit der betroffenen Extremität im täglichen Leben und damit die Mobilität des betroffenen Patienten erheblich verbessern (Hoffmann u. Heisel 1998). Im Hinblick auf den Tragekomfort werden einerseits lediglich stützende *Bandagen*, hergestellt aus Textilien mit entsprechenden individuell eingearbeiteten Verstärkungen im Falle leichterer Instabilitäten von starren, aus Kunststoff- und/oder Metallteilen vorgefertigten, deutlich auftragenden *orthopädischen Apparaten* bei erheblich beeinträchtigter Stabilität unterschieden (Abb. 7).

Sozialberatung

Bei nicht gesicherter häuslicher Versorgung werden v. a. die älteren, alleine lebenden Patienten im Hinblick auf ihre weitere Betreuung dem Reha- und Sozialberater vorgestellt. Zu klären sind hier die Fragen, ob eine vorübergehende oder dauerhafte Heimunterbringung zu diskutieren ist oder ob der Patient wieder in seine gewohnte häusliche Umgebung zurückkehren kann, ob hier evt. eine Haushaltshilfe, Essen auf Rädern, Umbaumaßnahmen der Wohnung o. Ä. organisiert werden müssen. Außerdem werden durch diese Anlaufstelle Auskünfte über Rentenfragen, Schwerbehinderung u. a. m. erteilt.

Schlussfolgerungen

Rehabilitation bedeutet die Summe aller ärztlichen und nichtärztlichen Maßnahmen, um einem körperlich beeinträchtigten oder behinderten Patienten wieder möglichst schnell die Reintegration in die Gesellschaft und das Berufsleben zu ermöglichen. Im Falle einer schweren Gonarthrose, v. a. aber nach erfolgtem endoprothetischen Kniegelenksersatz (durchschnittliches Operationsalter: über 72 Jahre) sind in erster Linie ältere Menschen betroffen. Die orthopädische Rehabilitation soll hier wieder Lebensqualität durch Schmerzreduktion und Verbesserung der Mobilität auf den Weg bringen. Das Umsetzen dieser wichtigen Aufgabe obliegt dem Behandlungsteam um den Rehabilitationsmediziner und dann dem später betreuenden Hausarzt, Orthopäden und Physiotherapeuten.

Literatur

Delbrück H, Haupt E (Hrsg) (1996) Rehabilitationsmedizin. Urban & Schwarzenberg, München, Wien, Baltimore

Fass V, Müller W (1994) Postoperative Rehabilitation und Physiotherapie des älteren Patienten nach totalendoprothetischer Versorgung. Orth Prax 30:211

Heisel J (2001) Konservative Behandlungsstrategien bei Gelenkknorpelschäden. In: Erggelet C, Steinwachs M (Hrsg) Gelenkknorpeldefekte. Steinkopff, Darmstadt, S 189

Heisel J (2002) Rehabilitation nach endoprothetischem Kniegelenkersatz. Orth Prax 38:434

Heisel J (2003) Rehabilitation nach operativen knorpelsanierenden Maßnahmen. In: Jerosch J, Heisel J, Imhoff A (Hrsg) Fortbildung Orthopädie – Traumatologie 7. Die ASG-Kurse der DGOOC. Steinkopff, Darmstadt, S 199

Heisel J (2004) Rehabilitation nach Knieendoprothesen. Z Orthop 142, R1.

Heisel J (2005) Physikalische Medizin. Praxiswissen Halte- und Bewegungsapparat. Thieme, Stuttgart, New York

Hoffmann J, Heisel J (1997) Effizienz einer stationären Anschlußheilbehandlung nach primärem endoprothetischen Kniegelenkersatz. Orth Prax 33:173

Hoffmann J, Heisel J (1998) Indikation zur orthetischen Versorgung nach knieendoprothetischer Versorgung. Phys Rehab Kur Med 8:135

Jerosch J, Heisel J (1996) Endoprothesenschule. Rehabilitations- und Betreuungskonzept für die ärztliche Praxis. Deutscher Ärzte-Verlag, Köln

Jerosch J, Heisel J (2001) Künstlicher Gelenkersatz Hüfte – Knie – Schulter. Pflaum, München

Maloney WJ, Schurman DJ, Hangen D, Goodman SB, Edworthy S, Bloch DA (1990) The Influence of Continuous Passive Motion on Outcome in Total Knee Arthroplasty. Clin Orth 256:162

Ritter MA, Gandolf VS (1989) Continuous Passive Motion Versus Physical Therapy in Total Knee Arthroplasty. Clin Orthop 244:239

Romness DW, Rand JA (1988) The role of continuous passive motion following total knee arthroplasty. Clin Orthop 226:34

Schröck R (1996) Prüfstand ‚Reha‘. Dt Ärztebl 93:B-1873

Vince KG, Kelly MA, Beck J, Insall JN (1987) Continuous passive motion after total knee arthroplasty. J Arthroplasty 2:281

Druck- und Bindearbeiten: Stürtz GmbH, Würzburg